QUIERO SER MAMÁ

GINA OLLER

QUIERO SER MAMÁ

Todo lo que necesitas saber sobre la fertilidad natural y la reproducción asistida en tu búsqueda del embarazo

zenith

Nota: Este libro debe interpretarse como un volumen de referencia. La información que contiene está pensada para ayudarte a tomar decisiones adecuadas respecto a tu salud y bienestar. Ahora bien, si sospechas que tienes algún problema médico o de otra índole, la autora y la editorial te recomiendan que consultes a un profesional.

Primera edición: enero de 2024

Zenith es un sello editorial de Editorial Planeta, S.A.
Avda. Diagonal, 662-664, 08034 Barcelona (España)
www.zenitheditorial.com
www.planetadelibros.com

ISBN: 978-84-08-28145-0
Depósito legal: B. 21.115-2023

Impreso en España - *Printed in Spain*

PEFC Certificado
Este libro procede de bosques gestionados de forma sostenible
PEFC
PEFC/14-38-00305
www.pefc.es

A Enrique, por nutrirme.
A Mariona, por la energía.
A Mar, por el apoyo.
A Sandro, por amarme.
Y a Alexander, por elegirnos.

SUMARIO

PRÓLOGO

Cuando mi ginecóloga me dijo que para ser madre debería pasar por una FIV (fecundación *in vitro*) y que, incluso así, no me aseguraba que lo lograra debido a mis casi 40 años, mi baja reserva ovárica y la endometriosis que sufro y que afecta directamente a mi fertilidad, el mundo se me cayó encima. Recuerdo salir a la calle y sentir los edificios sobre mí. Llamé a mi madre llorando, porque sentía que solo ella podría entenderme, pero por mucho que intentó consolarme, no lo consiguió.

Hasta ese momento, siempre había vivido con el miedo de quedarme embarazada en cualquier momento: un miedo fruto de la educación sexual recibida en la escuela, donde básicamente nos advertían «cuidado, no vayas a quedarte embarazada» y nos enseñaban a poner preservativos a unas bananas, pero donde la información sobre nuestros ciclos, nuestro placer o nuestra fertilidad brillaba por su ausencia. Y ahora, de repente, resultaba que quizá no llegaría a ser madre ni mediante una FIV. Me sentí frustrada, impotente y muy sola. Y con todos estos sentimientos empecé un proceso de reproducción asistida que se convertiría en la experiencia más dolorosa de mi vida. Constantemente me hablaban de cosas que no entendía (estadísticas, folículos, vitrificaciones...), las esperas se hacían eternas, y la incertidumbre me hacía vivir con una ansiedad constante. Al fin y al cabo, no había garantías y quizá nunca lograría quedarme embarazada.

Ojalá en ese momento hubiese conocido a Gina y todo su trabajo. Por eso, mientras escribo estas palabras, me emociono al pensar que este libro podrá ayudar a muchísimas personas que estén pasando por algo similar. Todo lo que cuenta Gina en estas páginas es una información muy valiosa y que en muy pocos casos se nos da. Nos explica cómo funciona nuestro cuerpo y los distintos factores de los que depende nuestra fertilidad; nos habla de todo lo que podemos hacer para intentar conseguir un embarazo de manera natural y de todo aquello que deberíamos cuidar para que los procesos de reproducción asistida tengan mayor éxito. Y, sobre todo, nos habla de cómo mantener nuestra salud mental durante esta odisea, que es una montaña rusa emocional en la que, aunque estés acompañada, te sientes tremendamente sola, porque nadie te ayuda a procesar toda la información que recibes, nadie te ayuda a asimilar la decepción cada vez que te baja la menstruación, nadie te acompaña psicológicamente en la espera de resultados… Con este libro, Gina te acompañará, te abrazará y te cuidará durante todo este camino hasta llegar a ser mamá.

Lyona

INTRODUCCIÓN

Nací en el seno de una familia de médicos. Mi hermana es la tercera generación de una saga de cirujanos vasculares. No obstante, a mí, la medicina como tal no me llamaba, aunque sí todo lo relativo a la biomedicina, ya que quería intentar entender qué ocurría en cualquier proceso biológico.

Por eso decidí estudiar la carrera de Biología. La biología me ha proporcionado una manera de ver el ver el mundo amplia y curiosa, desde entender un ecosistema cambiante a la elegancia de una doble hélice de ADN. Si tuviera que repetir, sin duda repetiría.

Dentro del campo de la biología me especialicé con un máster en Biología Molecular y Biomedicina. Tenía bastante claro que me iba a dedicar a la genética. Sin embargo, un evento casi fortuito hizo que me enamorara de un nuevo campo y virara mi trayectoria profesional.

Resulta que un verano realicé unas prácticas extracurriculares en un centro de reproducción asistida, y eso dio un giro a mi vida. Me fascinó sobremanera cómo se obtenían los ovocitos, cómo se valoraban las muestras de esperma y cómo se llevaba a cabo la fecundación. Sentía emoción al ir cada día al laboratorio y ver cómo prosperaban los embriones. Me entusiasmaba conocer las apasionantes historias de las mujeres y las parejas que estaban pasando por ese proceso lleno de incertidumbre. Por eso, sin remedio alguno, al acabar esas prácticas, me matriculé en un segundo máster especializado en Reproducción Humana y Reproducción Humana Asistida.

Con los años me llamó la atención todo lo relacionado con la preparación para el ciclo de reproducción asistida, así como lo relativo a la fertilidad natural. ¿Hasta qué punto había plasticidad y capacidad de recuperación de la fertilidad? ¿Qué podían hacer las personas para mejorar su fertilidad y mejorar las tasas de éxito del laboratorio en ciclos de reproducción asistida? ¿Cómo podía dar apoyo a la vivencia emocional de ese proceso tan intenso? Me planteaba mil preguntas como esas. Así que seguí formándome: cursé una especialización en Nutrición Clínica e inicié mi segunda carrera, Psicología.

Así que con treinta años estaba estudiando la segunda carrera y emprendiendo a la vez. Creé un espacio de asesoramiento y acompañamiento en fertilidad que tenía cada día más pacientes. Pero, de repente, de forma inesperada, mi madre enfermó. Desde que ingresó en el hospital hasta que falleció pasaron exactamente cincuenta y un días. Fueron cincuenta y un días muy intensos que no nos dieron para despedirnos ni para hacernos tan siquiera una idea.

Pocos meses después, ese momento vital me removió por dentro y me hizo plantearme por primera vez la maternidad. Sin embargo, aún no era el momento, ya que, aunque tenía una pareja estable y estábamos bien, él estaba a punto de empezar un nuevo proyecto laboral.

De todas formas, al dedicarme al ámbito de la reproducción, aproveché la ocasión para hacerme la primera analítica para saber cuál era mi reserva ovárica y mi función ovárica. En aquel entonces tenía 31 años, y cuál fue mi sorpresa al comprobar que tenía una reserva ovárica baja. Eso quiere decir que la cantidad de óvulos que contenían mis ovarios era menor que los que cabría esperar en una mujer de mi edad, cosa que repercutía directamente en mi tiempo de vida fértil. Podríamos decir que mis ovarios tenían una edad mucho más avanzada que mi documento de identidad.

Por desgracia, pocos meses después de realizarme el análisis, mi pareja enfermó. Pasamos los cinco años siguientes entre médicos, pruebas, diagnósticos y tratamientos varios. Una vez más, no era el momento.

Pero como sabía que lo importante era tener información, aun sin buscar embarazo ni saber cuándo lo podría buscar, en esa época mi pareja y yo nos hicimos todas las otras pruebas de fertilidad básicas, desde analíticas hormonales (en mi caso) hasta el cariotipo (en ambos casos) y el seminograma (en el de él). Y, ante la incertidumbre de cómo se desarrollarían los acontecimientos, al cabo de un tiempo prudencial me volví a repetir las analíticas de reserva ovárica. No dejaron ninguna duda: mi reserva ovárica era baja.

Así que, teniendo claras las cartas, y aún con cierto margen, a mis 33 años decidí congelar óvulos: una decisión personal e intransferible, pensada y ejecutada con planificación y preparación. La idea es que, con este libro, tú también tengas las herramientas para conocer tu reserva ovárica, puedas decidir sobre tu fertilidad y te puedas preparar tanto para la búsqueda natural como para un proceso de reproducción asistida.

En la vida pueden pasar muchas cosas que no podemos controlar. Sin embargo, hay otras cosas que sí podemos controlar y, en mi caso, sabiendo que aún estaba en la franja estadística en la que la calidad de los óvulos es buena, decidí empezar mi primera estimulación ovárica, un proceso médico en el que se impulsa la producción y maduración de un número mayor de óvulos de los que madurarían de manera natural. Dadas las características de mi reserva ovárica, tuve que hacer dos rondas de estimulación y congelación de ovocitos. Y de no habernos pillado la pandemia de por medio, hasta hubiera sido recomendable hacer una tercera.

El hecho de tener mis ovocitos congelados a los 33 años me dio paz, me generó una calma importante. Aunque no hay nada absolutamente seguro en esta vida, sin duda, en mi experiencia personal, he vivido todos estos años mucho mejor al tener mis ovocitos congelados que si no hubiera dado ese paso.

Mi mayor ilusión es acompañar a mis pacientes para que vivan la búsqueda del embarazo con confianza y apoyo, sea cual sea el camino que decidan tomar. En estas páginas he volcado todo lo que he aprendido en mis años de experiencia, abordando de manera integral la fertilidad, la búsqueda del embarazo y la reproducción asistida para dar respuesta a todas las dudas que puedas tener sobre la fertilidad y la concepción. Juntas, conoceremos las claves de la fertilidad femenina y masculina. También exploraremos todo aquello que potencia nuestra fertilidad y cómo gestionar las emociones y los aspectos psicológicos durante la búsqueda del embarazo. Además, analizaremos todas las técnicas de reproducción asistida: cuándo son necesarias, a quién se dirigen y cómo prepararnos si las necesitamos.

Este libro no solo contiene mi experiencia profesional, sino que hay una parte de experiencia personal que espero que te sirva. La encontrarás cuando veamos la parte emocional de los procesos de reproducción asistida —cómo recibir los resultados de las analíticas, cómo afrontar las ecos, cómo es el proceso paso a paso...—, y también la encontrarás cuando hablo de la búsqueda del embarazo natural. Y es que tengo la suerte de poder estar escribiendo estas palabras mientras esperamos nuestro primer hijo a mis 37 años, con toda la ilusión del mundo, así como cogida de la mano de todos mis miedos, con los que intento convivir y conocer cada día mejor. Espero que la experiencia personal que vayas encontrando en este libro, más allá de la vertiente profesional, te ayude en tu camino a la fertilidad, siempre lleno de dudas, pero también de amor, sobre todo, mucho amor.

1

LA CONCEPCIÓN HOY EN DÍA

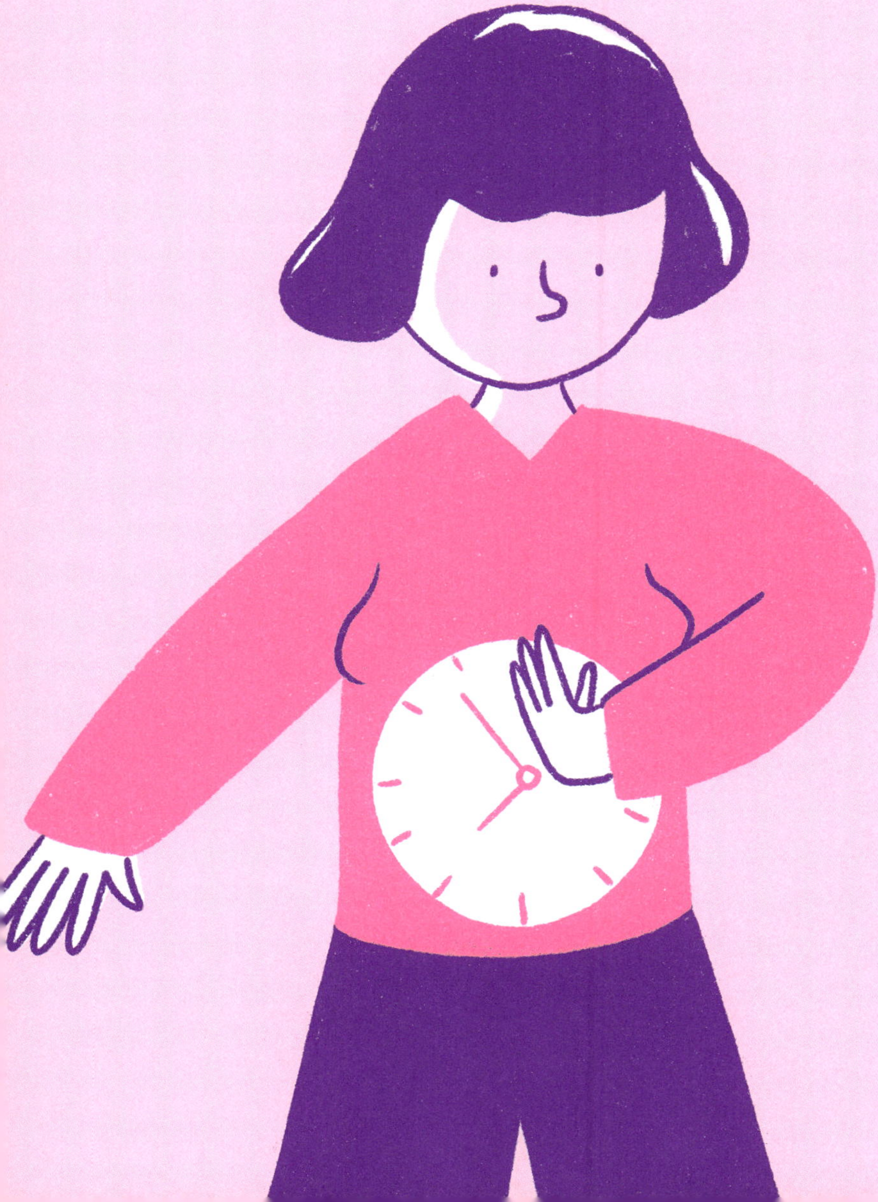

Formo parte de los *millennial*, una de las generaciones que más cuidados hemos recibido por parte de nuestros progenitores. En los *millennial* se dan unas características sociales, psicológicas y biológicas que nunca antes habían coincidido. Venimos de padres con formación y solemos tener un nivel formativo alto; hemos viajado, hemos disfrutado y hemos pasado por una crisis económica mundial y hasta por una pandemia que nos confinó. Y, como ocurre en todas las generaciones, nos enfrentamos a nuevos retos de la época en la que nos toca vivir y tenemos una curiosa combinación de frentes abiertos.

Nuestras madres y padres vienen de una época en que la anticoncepción empezaba a ser una opción cada vez más válida y extensa cómo método de planificación familiar. Tanto este importante conocimiento como los avances década tras década nos han permitido gozar de opciones anticonceptivas en nuestra juventud y a lo largo de nuestra vida. Sin embargo, también nos hemos convertido en la primera generación que sabe más de anticoncepción que de fertilidad. Si lo pensamos detenidamente, esto no había pasado nunca a lo largo de la historia del ser humano.

No digo que no sea importante tener conocimientos sobre la anticoncepción, que no se me malinterprete. El problema viene cuando buscamos el embarazo, ya que tenemos un desconocimiento casi absoluto de los factores que afectan a nuestra fertilidad, así como de nuestro ciclo menstrual. Además, existe un compendio de mitos y falsas creencias sobre la fertilidad y la infertilidad que complica aún más la situación. Y si a todo esto le sumamos que estamos retrasando la maternidad por varios motivos sociales, se forma la tormenta perfecta.

Cuando finalmente empezamos a buscar el embarazo, se forma un polvorín de expectativas, mitos e incertidumbre que estalla directamente en un momento vital importante y ataca directamente a la autoestima, a la gestión emocional y a la dinámica de pareja.

Un grupo de amigas han quedado para celebrar el cumpleaños de una de ellas. A la cumpleañera no le molesta cumplir años, ya que se siente en forma, es feliz y tiene proyectos... hasta que una de sus amigas, la única soltera del grupo, le pregunta si uno de sus proyectos es ser madre junto a su pareja o si se plantea congelar óvulos. Esta amiga lo pregunta porque ella misma se está planteando la maternidad sin pareja y porque su hermana ha pasado por un proceso de reproducción asistida con su mujer y han tenido más problemas de los que creían al ser una pareja de mujeres, ya que *a priori* parecía que todo iba a ser muy rápido y fácil.

El tema está sobre la mesa y la cumpleañera no sabe exactamente qué contestar. Ni siquiera tiene información al respecto de su reserva ovárica para poder opinar, aunque sí que es un tema que de vez en cuando le viene a la cabeza.

Mientras tanto, un chico que escucha la conversación desde la mesa de al lado piensa muy erróneamente: «Suerte que soy hombre y seré fértil siempre».

En el grupo de amigas, ninguna tiene claro cómo se mide la reserva ovárica, por qué es importante o a qué especialista habría que acudir. Tampoco tienen claras todas las fases del ciclo menstrual, y mucho menos cómo detectar la ovulación. Es normal, ya que forman parte de la primera generación en la historia que sabe más cómo evitar un embarazo no deseado que cómo entender su fertilidad y tener en cuenta sus características como mujeres para planificar su futuro y posible maternidad.

EDAD BIOLÓGICA FRENTE A EDAD SOCIAL

En España batimos récords año tras año por el escaso número de nacimientos. De hecho, la última cifra es ya la más baja desde que hay datos recogidos por el Instituto Nacional de Estadística (INE). Y no solo nacen menos niños, sino que, además, las mujeres somos mucho más mayores cuando damos a luz a nuestro primer hijo. Así, si la media de edad a la que las mujeres tenían su primer hijo era de 25,06 años en 1980, se elevó hasta los 32,06 años en 2022.[1] Y va subiendo año tras año.

Cabe comentar también que la cifra de hijos por mujer para que haya un reemplazo generacional sin crecimiento de la población es de 2,1 hijos (o sea, poco más de dos hijos por mujer). En la actualidad, estamos lejos de este número, ya que en 2021, en España, esta cifra era de 1,18 hijos por mujer, mientras que en 1976 se registraban 2,8 hijos de media por mujer. Además, si comparamos este parámetro entre la población femenina y masculina, encontramos que mientras que las mujeres tenían 1,18 hijos de media en 2021, la cifra de ese mismo año entre los hombres era un bajísimo 1,06; eso mostraba incluso un mayor descenso de la fecundidad en hombres que en mujeres.[2] Los investigadores que analizan este tipo de datos concluyen que estas diferencias se deben a que, actualmente, hay más hombres en edad fértil que mujeres. A ello se suma, posiblemente, el aumento del modelo familiar monoparental, cada día más extendido.

Desde el punto de vista biológico, la edad reproductiva ideal de la mujer sería mucho antes de los 35 años; idealmente, antes de los treinta. A partir de los treinta, la fertilidad empieza a decaer paulatinamente. A los 35 años, el descenso ya es más pronunciado y, a partir de los 38, la probabilidad de un embarazo sano conseguido de manera natural es cada vez menor. Una vez cumplidos los cuarenta, nos embaracemos como nos embaracemos, formamos parte del grupo de embarazo de riesgo directamente por nuestra edad.

Pero a los cuarenta seguimos siendo muy jóvenes, ¿verdad? Por supuestísimo. El problema no es si somos jóvenes a los veinte, a los treinta o a los cuarenta, sino que, desde el punto de vista biológico, no es lo mismo embarazarnos a los veinte que a los treinta o a los cuarenta. Y aunque socialmente estemos estupendas a los cuarenta, no nos dejemos engañar, no son los nuevos treinta y la fertilidad no es la misma.

Entonces, si lo ideal es embarazarnos antes de los treinta, ¿cómo lo hacemos para formarnos, especializarnos, encontrar pareja, conseguir un trabajo estable...? Desde luego, es muy difícil. Además, aunque todos los astros se alineen, quizá la maternidad no está dentro de tus planes de vida de los veinte ni de los treinta, pero sí a los cuarenta.

La disputa está servida entre la edad biológica y la edad social. No casan, no coinciden. En este sentido, las mujeres hacemos los malabares que podemos.

Muchas veces, en la consulta, las mujeres y las parejas me comentan que se sorprenden mucho por la baja probabilidad de éxito que tienen cada mes que buscan el embarazo. De hecho, mucha gente lo ignora hasta que no se encuentra en la difícil situación de que no está surgiendo el embarazo.

Hoy en día, se estima oportuno empezar el estudio básico de fertilidad si una pareja no consigue el embarazo tras un año de relaciones periódicas y desprotegidas si la mujer es menor de 35 años; si es mayor de 35 años, es preferible que este tiempo no sobrepase los seis meses. Eso sí, siempre que no haya alguna patología de base que argumente una visita al especialista antes de este plazo de tiempo.

¿INFERTILIDAD O ESTERILIDAD? NO ES LO MISMO

Aunque coloquialmente utilizamos los términos «infertilidad» y «esterilidad» casi de manera indistinta, tienen unos matices médicos y emocionales muy distintos e impactan de manera distinta a la pareja.

Definimos la esterilidad cuando tras doce meses manteniendo relaciones desprotegidas, no se ha conseguido el embarazo. Se considera «esterilidad primaria» si nunca se ha conseguido la gestación anteriormente, y «esterilidad secundaria» si no se consigue el embarazo tras doce meses de relaciones teniendo un hijo previo.

En cambio, cuando hablamos de infertilidad nos referimos a que sí se consigue la gestación, pero no se consigue llegar al nacimiento debido a una pérdida gestacional. En este caso hablamos de «infertilidad primaria» cuando no hay hijos previos e «infertilidad secundaria» cuando las pérdidas gestacionales aparecen tras embarazos previos en una misma pareja.

En todo caso, ¿es normal que se tarde en conseguir un embarazo? Pues sí lo es, sin duda. Lo difícil y raro es que se produzca uno de esos embarazos relámpago. Existen sí, pero no son lo normal.

Te lo explico en números. Si sois una pareja de aproximadamente 25 años, estáis sanos y vuestra fertilidad se encuentra en el nivel máximo, la probabilidad de conseguir un embarazo ese ciclo manteniendo relaciones durante la fase fértil es como máximo del 25 por ciento. Casi podríamos decir que la probabilidad de éxito máxima de nuestra especie es «solo» del 25 por ciento, ya que, normalmente, ni estamos tan sanos ni buscamos el embarazo a los 25, así que la cifra de éxito suele estar por debajo de ese porcentaje. Por eso, cuando dejamos de tomar precauciones para evitar el embarazo y pasamos de la treintena, pensar que nos vamos a embarazar a la primera o, como mucho a la segunda, es poner unas expectativas y una presión muy alta tanto a la pareja, en caso de tenerla, como a nosotras mismas.

De hecho, si lo pensamos detenidamente, es muy probable que no nos venga a la mente ninguna especie de mamíferos que se reproduzca tan mal como la especie humana. El resto de las especies tienen un rendimiento reproductivo mucho mayor por cada periodo fértil de la parte femenina en la que mantienen relaciones o por cada coito en sí. Así que la dificultad de conseguir el embarazo no va contigo, sino con nuestra especie. No te lo tomes como algo personal, ya que estamos todos metidos en ese saco.

Te doy algunos datos para que te sitúes:[3, 4]

- La probabilidad de embarazo natural hacia los 25 años de edad es del 25 por ciento por ciclo.
- La probabilidad de embarazo natural hacia los 30 años es del 15 por ciento por ciclo.
- La probabilidad de embarazo natural hacia los 35 años es del 8 por ciento por ciclo.
- La probabilidad de embarazo natural por encima de los 38 años es del 3 por ciento por ciclo.

Así que si la edad media de la mujer cuando da a luz a su primer hijo era de 32,02 años en 2022, haz el cálculo: quienes se embarazan a la primera son muchas menos que quienes tardan varios meses. Además, hay que tener en cuenta que, por desgracia, no todos los embarazos que empiezan acaban con un nacimiento (se suele hablar muy poco de ello, pero se estima que entre un 25 y 30 por ciento de las gestaciones se pierden de manera espontánea).[5]

La Organización Mundial de la Salud (OMS) calcula que alrededor de 186 millones de personas en todo el mundo sufren infertilidad. Recientemente, ha publicado un comunicado en el que declara que un 17,6 por ciento de la población mundial sufre algún problema de esterilidad; esto afecta a todas las clases sociales y a todas las partes del mundo, sin existir grandes variaciones entre regiones.[6]

Mi objetivo al exponer estos datos no es plantear un escenario negativo y deprimirnos, sino que lo hago para darnos cuenta de que no debemos sentirnos marcianos si el embarazo tarda más de lo que desearíamos, ya que, como he mencionado, es algo que va con la especie, no contigo.

Debes tener en cuenta que, aunque los datos globales sean estos y formes parte de la especie *Homo sapiens*, tú puedes hacer mucho para potenciar tu fertilidad, tanto si estás buscando el embarazo de forma natural como por reproducción asistida. Es más, no solo podemos hacer cambios para potenciar nuestra fertilidad, sino que debemos dejar de hacer muchas cosas que son directamente perjudiciales para la calidad de nuestras células reproductivas o de nuestro equilibrio hormonal.

NUEVAS MANERAS DE ENTENDER LA FERTILIDAD O EL EMBARAZO

Desde que en 1978 nació la primera niña gracias al método de la fecundación *in vitro*, hemos avanzado en los tratamientos de fertilidad a pasos agigantados. Estos tratamientos no solo han permitido superar varios de los diagnósticos de infertilidad, sino que también han abierto las puertas a nuevos modelos familiares, impensables hace tan solo unas pocas décadas. Hoy en día, gracias a las nuevas tecnologías, una persona nacida en el siglo XXI podría tener hasta cinco progenitores:

- la donante de ovocitos,
- el donante de semen,
- la madre gestante y
- los padres sociales (madre/padre, madre/madre o padre/padre).

La maternidad y la paternidad pueden tener muchas facetas. Lo importante es saber cómo te sientes tú y aprovechar la tecnología existente para conseguir tu embarazo.

Que existan técnicas de reproducción no quiere decidir que tengas que realizarte un tratamiento, aunque esté indicado en tu caso. Lo interesante es que conozcas todas las técnicas y sus características para sentirte cómoda en esta nueva realidad y que esto te ayude a avanzar en tu proyecto de vida.

Victoria lo tenía clarísimo: quería ser madre con su pareja Mireia. Así que se dirigieron a la clínica de fertilidad que habían escogido para iniciar su ciclo de fecundación *in vitro* con el método ROPA (Recepción de Ovocitos de la Pareja).

Mireia se embarazaría con los óvulos de Victoria, fecundados en el laboratorio con el esperma de un donante, y ambas serían madres en la misma gestación. Una sería la madre biológica y la otra, la madre gestante.

RECUERDA QUE...

- Somos la primera generación que sabe más de anticoncepción que de fertilidad.
- En España hay un descenso del número de nacimientos y las mujeres son mucho más mayores cuando tienen el primer hijo.
- En la mujer, la fertilidad empieza a decaer paulatinamente a partir de los treinta años y de forma más acusada a partir de los 35.
- El estudio básico de fertilidad se realiza si una pareja no consigue el embarazo tras un año de relaciones periódicas y desprotegidas si la mujer es menor de 35 años; si es mayor de 35 años, es preferible que sean seis meses.
- La esterilidad se define cuando no se consigue el embarazo tras doce meses manteniendo relaciones desprotegidas. En la infertilidad sí se consigue la gestación, pero no se consigue llegar al nacimiento.
- La probabilidad máxima de que haya embarazo teniendo relaciones sexuales en el período fértil es solo del 25 por ciento en nuestra especie.
- Los tratamientos de fertilidad han permitido superar varios de los diagnósticos de infertilidad y han abierto las puertas a nuevos modelos familiares.

2

CONOCE TU FERTILIDAD: TODO LO QUE DEBES SABER SOBRE QUÉ, CÓMO Y CUÁNDO

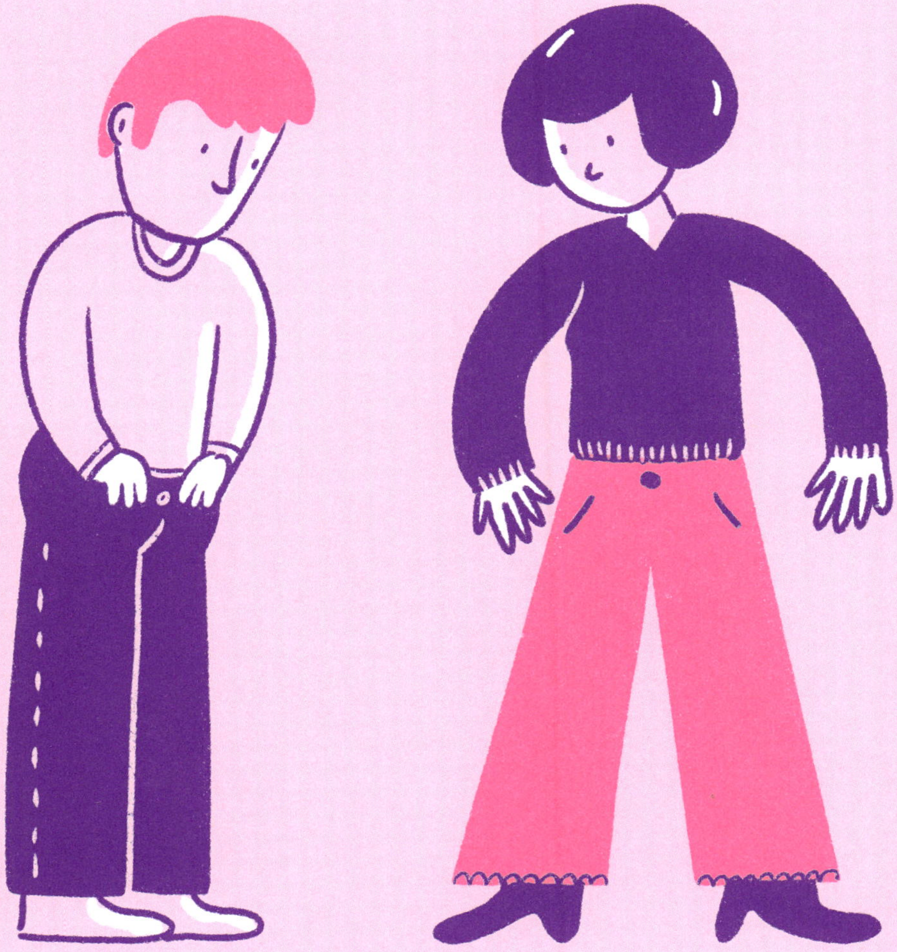

LA FERTILIDAD FEMENINA

Para hablar de fertilidad femenina, debemos empezar por el ciclo menstrual.

Normalmente, el conocimiento clínico y médico se ha fundamentado sobre todo en aquello que vemos o detectamos de una forma clara. ¿Y qué es lo más visible del ciclo femenino? Pues el sangrado, la menstruación. Por eso, al ciclo de las mujeres se le llama típicamente «ciclo menstrual».

Ten en cuenta que hace centenares de años no tenían ni idea de lo que era la ovulación ni sabían lo que era un ovario. Fíjate en que las trompas de Falopio no se describieron hasta el siglo XVI. Por otra parte, la primera descripción completa, con imagen 3D, de la forma del clítoris no se publicó hasta 1998 gracias a una médico uróloga australiana.[1]

Así que, cuando hablamos de ciclo menstrual, en realidad nos estamos refiriendo al ciclo ovárico, porque son los ovarios los que rigen y organizan las etapas. Si estos no funcionan correctamente, podemos presentar sangrados, pero no será una menstruación como tal ni un ciclo menstrual, sino que será un sangrado que denominamos «por deprivación».

El ciclo ovárico

Cuando el cuerpo detecta que no hay embarazo, el cerebro manda información a los ovarios a través de las hormonas para favorecer que en el interior de los ovarios empiecen a crecer algunos folículos. Los folículos son las estructuras en cuyo interior hay potencialmente un óvulo.

La mujer nace con todos los folículos que va a gastar durante su vida fértil, pero estos se pasan el mayor tiempo «dormidos», esperando ser activados. Cuando se da el aviso a algunos de estos folículos presentes en los ovarios de que toca despertarse y empezar a crecer, se pone en marcha un proceso llamado «reclutamiento folicular», que se inicia poco antes del sangrado uterino.[2]

Desde mi punto de vista, hay dos momentos importantes en el ciclo menstrual: la ovulación, por supuesto, y también el momento en el que el cuerpo detecta que no ha habido embarazo y se prepara para un nuevo ciclo menstrual, lo cual ocurre pocos días u horas antes de la menstruación.

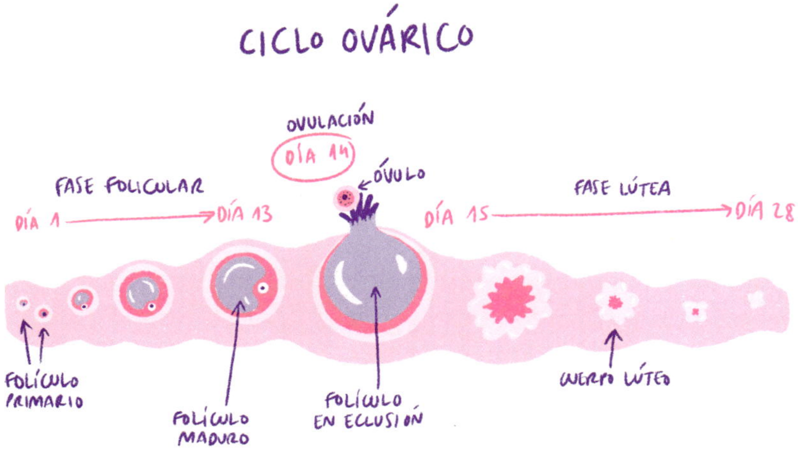

La menstruación

El sangrado uterino, que también conocemos como menstruación o regla, es en sí la pérdida de la capa superficial del endometrio, que se desprende y provoca un sangrado vaginal. La regla puede ser muy diferente entre mujeres, e incluso en una misma mujer en diferentes momentos de su vida. Por eso es interesante que en cada sangrado anotes cuál es la duración, si hay molestias o dolor y cuáles son las características en cuanto a color, olor, consistencia, etcétera. Se trata de datos muy importantes sobre tu salud, que, además, te permitirán detectar cualquier variación que exista.

Por nuestro tipo de educación es muy común encontrar mujeres que definen la regla peyorativamente, como un mal. También existe un desconocimiento que lleva a creer que la regla es igual en todas las mujeres. Pero nada más lejos de la realidad, ya que puede ser muy diferente en cada persona. Tu regla es tuya, y te habla de tu salud. Es tu aliada, es como un chivato que te dice mes a mes cómo estás.

Sí que es cierto que durante la regla puedes notarte con menos energía, con más ganas de intimidad y menos expansiva, es algo natural. Pero esto no tiene nada de malo: debemos normalizar el hecho de no estar siempre a tope, porque somos cíclicas. ¿Verdad que entiendes que, muy probablemente, una clase de aritmética a las cuatro de la madrugada te resultará aún más difícil y piensas que sería una locura hacerla porque no respeta tu biorritmo? Pues lo mismo es pensar que con la regla o poco antes de tenerla vayas a estar en un momento lleno de fuerza y vayas a sentirte expansiva o explosiva.

La fase folicular

Justo después de la regla empieza la fase folicular, que recibe ese nombre porque es la fase en la que crecen los folículos en el interior de los ovarios. Es la fase del ciclo menstrual más estrogénica, o sea, con más predominancia de estrógenos. Es muy probable que estos estrógenos producidos por los ovarios te hagan sentir más activa, social y extrovertida. De hecho, varios estudios avalan cómo va cambiando nuestro cerebro a lo largo del ciclo menstrual en función de la acción de las hormonas.[3,4,5] Asimismo, en general, los investigadores concluyen que estar más activa y social en la fase folicular puede a su vez favorecer los encuentros sociales justo antes de la ovulación. ¡La naturaleza es sabia!

¿Y por qué digo que la naturaleza es sabia? Pues porque, como te explicaré, somos más fértiles antes de ovular que justo en el momento de la ovulación. Y antes de ovular aún estamos en la fase folicular, esa en la que te encuentras a gusto, con confianza y encantada contigo misma.

Si pudiéramos hacer *zoom* en el interior de tus ovarios, veríamos que en cada uno de ellos han empezado a crecer estructuras redondas: los folículos. Y si pudiéramos hacer una ecografía transvaginal en ese mismo momento, podríamos obtener lo que llamamos el «recuento folicular». El recuento folicular es el dato numérico de cuántos folículos quieren empezar a madurar durante ese ciclo en una mujer y serían los folículos que se estimularían principalmente si estuviéramos en un ciclo de reproducción asistida. Este recuento folicular puede variar mes a mes.

En una situación normal, de este grupo de folículos que se observan al principio del ciclo gracias al reclutamiento folicular[6] y que denominamos folículos antrales, solo uno (o como máximo dos) crecerá del todo y liberará un ovocito maduro. El resto de folículos se perderán por medio de su propio proceso natural.

Utiliza la fase folicular a tu favor

Dadas las características de la fase folicular, puedes utilizar estos días del calendario a tu favor, tanto en el plano médico como en el social o de retos personales.

Desde el punto de vista médico, es un buenísimo momento para realizar revisiones ginecológicas si quieres conocer el llamado «recuento de folículos antrales». Si nos esperamos más entrado el ciclo menstrual, ya se observa un folículo predominante grande o cómo este ha ovulado, y no se puede ver tan claramente el dato visual de la reserva ovárica. Así que, estés o no buscando el embarazo, si programas tu revisión ginecológica en este momento del ciclo, puedes preguntar por tu recuento y así tener el dato año tras año. ¡Recuerda apuntarlo!

Por otra parte, más allá de la vertiente médica o de la búsqueda del embarazo, puedes utilizar los beneficios sociales de las hormonas de la fase folicular para programar reuniones o citas importantes, una excursión o, por ejemplo, una sesión de fotos. Ciertamente, creo que no es algo habitual programar tu vida social en función de las bondades del ciclo ovárico, pero yo hace años que, si puedo, lo hago así, y estoy encantada. Inténtalo, no pierdes nada.

La ovulación

Cuando el folículo ya ha crecido lo suficiente, suele tener una forma esférica y medir más de dos centímetros de diámetro (más que una moneda de diez céntimos de euro). En ese momento ya está preparado para ser madurado y ovulado. Así que el cerebro da la orden a través de la hormona luteinizante (LH), que se secreta directamente desde el cerebro, se dirige al interior de los ovarios y obliga al folículo a romperse y liberar el óvulo.

Este proceso tiene un componente inflamatorio importante,[7] y es por ello que muchas mujeres pueden notar una cierta hinchazón y también un cierto dolor abdominal, dada la lesión que se produce. Como no me cansaré de repetir, vale la pena que anotes cualquier sensación que tengas para así conocer los detalles y entresijos de tu cuerpo.

La ovulación solo puede darse cuando ha habido una fase folicular exitosa. Así que, si no hay un folículo predominante listo para ser madurado y que reciba correctamente la señal, no podremos ovular. Por ese motivo, muchas veces no conseguimos detectar la ovulación o esta no se produce, o bien no se consigue el embarazo por ciertos desajustes en la ovulación.

Normalmente, en un ciclo «ideal» de 28 días, esta ovulación se daría el día 14, pero es igual de normal que una mujer ovule el día 11 como el 18. Lo importante es ser consciente de ello y que tenga un sentido dentro de todo tu ciclo ovárico, o sea, que después haya una fase lútea —te hablaré de ella en breve— en consonancia con todo tu ciclo.

Para que te hagas una idea, el ciclo menstrual normal tiene una duración de entre 26 y 35 días.[8] Si tu ciclo no dura 28 días y tu ovulación no cae justo en el día 14, no te preocupes, porque es también normal. Aquí estamos hablando de estadísticas y de números generales. Lo importante es que tengas las herramientas para conocerte, no para compararte.

¿Es conveniente realizar un test de ovulación?

Las pruebas de ovulación detectan en la orina la hormona luteinizante (LH). Cuando se observa un pico de LH, es que estamos ya muy cerca (a pocas horas) de que se libere el ovocito maduro a las trompas de Falopio. Ese es el momento en el que muchas parejas que buscan el embarazo de forma natural aprovechan para tener relaciones sexuales.

Personalmente, no lo recomiendo como método de planificación, tal como te explicaré cuando hablemos de buscar el embarazo de forma natural. Creo que esperar al test de ovulación crea presión, y muchas veces vamos tarde.

Es preferible que, si quieres utilizar el test de ovulación, sea para obtener más información sobre tu cuerpo, sobre tu ciclo, y poderlo anotar y enlazar con otras sensaciones que tengas. Así pues, muchas veces recomiendo los test de ovulación antes de buscar el embarazo o cuando ese mes no puede haber encuentros. En cambio, cuando se está buscando el embarazo, no recomiendo hacer la prueba para no añadir la presión de este «pipi-test». Aun así, siempre lo valoro de forma personalizada y veo qué es lo que más le conviene a cada mujer o pareja.

La fase lútea

La fase lútea recibe ese nombre porque la estructura que antes era el folículo y que ha ovulado se convierte en el «cuerpo lúteo» o «cuerpo amarillo». Esta estructura es una glándula endocrina momentánea, es decir, nos proporciona hormonas durante un cierto periodo de tiempo hasta agotarse.

¿Y qué hormona nos proporciona? Pues la progesterona, la reina de la fase lútea. Una hormona que, entre otras cosas, te hará sentir más relajada y también, posiblemente, tener más estreñimiento.

Si se produce una fecundación del ovocito tras la ovulación, esta fecundación y la posterior implantación del embrión se dan durante la fase lútea. En este momento del ciclo, el endometrio está receptivo y muy vascularizado, preparado para lo que pueda venir. Por eso, desde el ovario que ha ovulado se da soporte al endometrio secretando esta progesterona. Si el folículo es deficiente o, por cualquier motivo, hay niveles bajos de progesterona, podemos estar frente a una «deficiencia de la fase lútea», ya que no se da el tiempo necesario para una implantación embrionaria.[9, 10]

Cabe tener en cuenta que cuando hay un embrión, este debe hacer muchísimas cosas: crecer; salir de la estructura que lo protege; dividirse correctamente y organizarse; evitar tu sistema inmunitario y cualquier ataque; implantarse y dar todas las señales químicas necesarias para poder nutrirse y proseguir con todo este complejo proceso. Así que la secreción de progesterona desde el ovario que ha ovulado da tiempo al embrión a «avisar» de que está allí. De no ser así, el cuerpo lúteo desaparecería y en breve acontecería la menstruación. Si, en cambio, hay un embrión y este se implanta, el cuerpo lúteo seguirá dando apoyo y aportando progesterona durante la primera fase del embarazo, funcionando como glándula endocrina.

Si conoces tu ciclo menstrual, serás capaz de detectar no solo la ovulación, sino cualquier variación o deficiencia de tu fase lútea. Y, ¡por qué no!, sabrás detectar el embarazo incluso antes de una falta gracias a las sensaciones y a los cambios físicos.

La deficiencia de la fase lútea se diagnostica en fases lúteas inferiores a diez días.[11] Por eso, si, por ejemplo, registras la ovulación el día 15 y hay una menstruación anterior al día 25 del ciclo de forma repetida, deberías consultar con un especialista. Una vez más, la clave está en la información.

¿Dónde está el óvulo?

Hay un mito extrañamente extendido de que el óvulo se pierde con la regla. Incluso quizás hayas escuchado decir que la regla es el propio óvulo no fecundado que baja.

Ahora que conoces el ciclo ovárico, verás que es imposible que el óvulo baje con la regla. El óvulo es una célula microscópica que se eliminó entre diez y quince días antes de que viniera la regla. Se pudo eliminar por fluidos o por reabsorción, igual que pasa con muchos otros tipos de células, y no te diste cuenta.

Si quieres buscar tu óvulo en tu sangrado menstrual, pasarás un rato curioso y seguramente aprendas mucho. Pero te aseguro que el ovocito que maduraste hace unas dos semanas no lo vas a encontrar allí.

La semana fértil

Ahora que ya conoces las cuatro fases del ciclo ovárico, analicemos con más detalle las señales del cuerpo conforme te acercas a tu momento más fértil.

Una de las primeras señales que podrás detectar es el cambio del flujo vaginal por el moco fértil. Sinceramente, creo que es un problema llamar «flujo» y «moco» a aspectos biológicos tan relevantes de nuestra feminidad, ya que crea un cierto rechazo por el simple hecho de llamarse así. Aceptémoslo, hablar de «moco» no es sexi. Sin embargo, son aspectos muy relevantes para conocerte.

No es lo mismo el flujo vaginal que el moco cervical. El flujo vaginal es la producción propia de las paredes de la vagina para mantenerse hidratada, lubricada y protegida. El moco cervical, en cambio, proviene del cérvix, la estructura anatómica que se encuentra entre la vagina y el útero. Es importante que quede claro que este moco cervical, aunque baje por la vagina, no lo produce la vagina, sino el cuello uterino, que es la estructura anatómica que se encuentra entre el útero y la vagina.

Esta fascinante estructura que es el moco cervical está formada por las secreciones de células del cérvix que van cambiando la composición en función de los datos hormonales que reciben. Cuando la información que reciben en forma de hormonas es de «estrógenos», o sea, de fase folicular, empiezan a secretar ese moco transparente y elástico que llamamos «clara de huevo» por su semejanza con la clara de huevo cruda y que nos indica que estamos entrando al periodo más fértil de nuestro ciclo.

Hay mujeres que detectan su moco fértil a la perfección, mientras que otras no lo han visto nunca. Se trata de un fluido mucoso transparente superelástico que se secreta por vía vaginal. No obstante, pocas de nosotras dedicamos tiempo cada ciclo a explorar estas secreciones y experimentar, curiosear y hacer manualidades para medir lo elástico que es este moco.

En la consulta recomiendo dos maneras de detectar el moco fértil cómodas y sencillas para casi cualquier mujer:

- ¿Qué sensación tienes al limpiarte tras orinar? Si te fijas, es muy probable que haya algún momento en el ciclo en el que cuando vas a limpiarte tras hacer pipí, el papel pasa mucho más rápido que en otros momentos del ciclo. Si prestas atención al papel, verás que es muy probable que haya un fluido transparente; ese es el moco fértil.
- ¿Cómo manchas las bragas? Fijarte en cómo manchas las bragas es otra clave para detectar el moco fértil. Las bragas se manchan inevitablemente, y no hay nada malo en ello; para eso llevan una capa protectora. Si observas cómo son las

manchas, obtendrás información no solo de tu ciclo, sino también de tu salud vaginal. La mayor parte del tiempo, las manchas suelen ser de color blanquecino y con una forma alargada. Ese no es el moco fértil, sino que es el fluido vaginal, que se modificará en función del momento del ciclo en que estés. En cambio, si la mancha es más transparente y con una forma redonda, sí que se trata de moco cervical.

Estos dos truquitos quizás te vayan bien a ti, o quizás no. En cualquier caso, vale la pena saber que hay varias escuelas o líneas de aprendizaje sobre el ciclo menstrual y el moco cervical. Muchas de ellas llevan en su denominación la palabra «método» y, a continuación, el nombre la persona que lo definió y estudió. Algunos muy conocidos son el método Creighton, el método Ogino-Knaus y el método Billings, así como otros métodos de registro como el sintotérmico, que estudia y registra los cambios de síntomas y de temperatura corporal durante el ciclo. En mi opinión, está bien que los conozcas. Pero, por otra parte, estar muy pendiente de este aspecto biológico también puede agobiarte, y no cambiará tu base biológica. O sea, que te ayudará a detectar si ovulas o no, y cuándo, pero no te ayudará a ovular en sí.

Desde mi punto de vista, los métodos para conocer el cuerpo y el ciclo menstrual a través de cambios físicos, sensaciones y temperatura son muy interesantes, pero siempre aplicados al periodo previo a la búsqueda del embarazo. Y eso sucede por dos grandes razones:

- Se trata de indicadores de salud y, por lo tanto, me parece oportuno que se conozcan, al margen de si se busca el embarazo o no. Cualquier mujer debería conocer con detalle su ciclo ovárico antes de la búsqueda de la gestación. Sin embargo, en la consulta es sumamente extraño encontrar alguna mujer o pareja que haya hecho este aprendizaje con independencia de la búsqueda del embarazo, o que haya prestado atención a las características básicas del ciclo, más allá de anotar cuándo le viene la regla.

- En el plano psicológico, iniciar el estudio sintotérmico de los biomarcadores que varían durante el ciclo ovárico justo cuando se está buscando el embarazo puede abrumar en un principio, ya que hay que estar pendiente cada día de la temperatura y del moco, y hay que prestar atención a las sensaciones físicas y emocionales. Y, si no se consigue el embarazo con rapidez, puede a su vez agobiar, ya que cada día se deben anotar estas diversas características para poder analizarlas mensualmente. Así que es mejor tener hecho este trabajo antes de la búsqueda. Nos han enseñado que si queremos algo, tenemos que esforzarnos para conseguirlo y lo conseguiremos. A eso se suma que nos encanta la inmediatez. Estos dos factores pueden no ir bien con el estudio sintotérmico, que requiere fijarnos en algo que desconocíamos, en tener paciencia y en observar varios ciclos.

En cualquier caso, es importante que sepas que debes hacer lo que te haga sentir cómoda, que hay profesionales especializados para acompañarte en estos pasos, pero que también debes medir tus fuerzas y detectar si a ti te está resultando útil o no.

Vino a la consulta una mujer que aún no estaba buscando el embarazo. De hecho, aún tomaba pastillas anticonceptivas y quería prepararse.

Desde pequeña se pasaba ya largos periodos sin regla, lo que los médicos denominan «amenorrea». Como le venía literalmente «cuando quería», le prescribieron pastillas anticonceptivas y ella entendió que esto le «regularía» el ciclo. Cuando acudió a mi consulta, tenía claro que una vez que dejase las pastillas, algo tenía que cambiar, ya que no podía buscar el embarazo estando ella sin regla.

Así que medio año antes de buscar el embarazo, dejó las anticonceptivas porque estas, en realidad, no «regulan» el ciclo, sino que lo anulan. Por eso se llaman «anovulatorios», porque no hay ciclo ovárico.

Estuvimos trabajando el equilibrio hormonal de forma multidisciplinar con varios profesionales: desde nutricionistas a ginecólogos, especialistas en fertilidad y ciclo menstrual, y una entrenadora física. Como resultado, meses más tarde, no solo se sentía más llena de energía, comía mejor y tenía un peso y una composición corporal óptimos, sino que ¡le vino la regla de manera natural!

Estaba muy contenta de haber podido reglar por ella misma. Y no solo eso, sino que la regla le siguió viniendo los siguientes meses, y aunque no venía de forma superregular, no variaba más de 3-4 días entre ciclos. De todas formas, cabe decir que si no se hubiera recuperado el ciclo de manera natural, aquella mujer tenía varias opciones médicas que veremos más adelante.

La frecuencia de las relaciones sexuales

Es muy probable que ahora estés pensando: «Vale, hay que tener en cuenta muchas cosas, pero ¿cuándo debo tener relaciones para quedarme embarazada? ¿Cuando ovule? ¿Antes? ¿Después?».

Te explico. Cuando tu folículo está ya cerca de ovular, tu cérvix produce el moco fértil. Una vez que empieza a aparecer el moco fértil, es un muy buen momento para comenzar a tener relaciones día sí, día no. Desde mi punto de vista, es mucho más sano y cómodo para la pareja tener relaciones día sí y día no durante una semana en vez de tenerlas en un día concreto porque la temperatura, el test de ovulación, el moco y todos los síntomas así lo indican. Además, en este último caso, no solo ponemos presión a ambos miembros de la pareja, sino que no estamos teniendo para nada en cuenta la calidad del esperma y las necesidades de estas células tan especiales.

Cuando tenemos relaciones desprotegidas, el semen queda depositado en el fondo de la vagina. Este eyaculado pasa por un proceso denominado «licuefacción».[12] Durante este proceso, que dura unos poco minutos, los espermatozoides se liberan del propio eyaculado y pueden resguardarse en las criptas que hay en el cérvix. Si la mujer no está fértil, no está presente el moco que permite que los espermatozoides se escondan en estas estructuras que son como cuevas; de ahí la importancia del moco.

El eyaculado no está formado en su totalidad por espermatozoides, sino que estos suponen un porcentaje muy pequeño de su composición. Gran parte del líquido que puedes ver son secreciones de todas las glándulas seminales y del tracto urogenital masculino, que facilitan el paso de los espermatozoides y su supervivencia, pero no son espermatozoides en sí. Así que, después del sexo, te puedes levantar sin problema, te puedes duchar o hacer cualquier actividad diaria que quieras: caerá lo que tenga que caer y los espermatozoides buenos ya estarán en las criptas preparándose para su gran excursión.

Un error importante es pensar que, una vez eyaculados, los espermatozoides son capaces de llegar al óvulo en un santiamén. A ver, son increíbles, no lo voy a negar, y algunos son ultrarrápidos, pero la mayoría de los espermatozoides necesitarán horas para llegar a las trompas. Por ello, si te esperas a tener un test de ovulación positivo para tener relaciones sexuales, a que los espermatozoides suban y a que tu óvulo aún esté disponible, posiblemente vas tarde.

Lo que es muy interesante es que los espermatozoides tienen la capacidad de vivir en el tracto genital femenino de tres a cinco días, y eso es realmente asombroso. Si te paras a pensar, no hay ninguna otra célula del cuerpo humano que tenga la capacidad de seguir viviendo y hacer su función biológica fuera del propio cuerpo.

Por eso, si tenemos relaciones sexuales día sí y día no durante la semana fértil, favorecemos dos factores fundamentales: primero, que haya siempre espermatozoides en las trompas disponibles para fecundar el ovocito; y segundo, quitamos la presión de tener relaciones en un único momento muy concreto. Así, en realidad nos da igual que una mujer ovule el miércoles por la mañana o el viernes durmiendo. Mientras ovule, ella tendrá ahí los espermatozoides que le acompañarán a la oficina, de excursión o a donde quiera que vaya; «los llevará puestos». Y teniendo relaciones día sí y día no, los irá reponiendo, lo cual facilitará a su vez que si la calidad del esperma es justita, dejaremos tiempo a que las eyaculaciones tengan concentraciones más óptimas de espermatozoides que si hay eyaculaciones muy repetidas

Además, el hecho de poder tener lo que una querida paciente bautizó como *hot week* o «semana caliente», mejora la complicidad de la pareja, ya que ambos sabéis que esa semana es interesante que tengáis más encuentros. Eso os da una cierta flexibilidad y os permite huir del «hoy toca», que puede dificultar mucho las relaciones sexuales si el embarazo tarda en llegar. Haceros una lista de planes para vuestra «semana caliente», con el fin de que sea más divertida. Podéis ir a cenar a ese sitio que os gusta, ver una peli un poco picante, comprar algún juguete nuevo, cambiar de escenario... Lo que os fluya. Con alguna sorpresa, pero siempre formando un equipo.

La reserva ovárica

La reserva ovárica es la cantidad estimada de ovocitos que tiene una mujer en un momento concreto de su vida.

Antes de nada, debemos saber que las mujeres nacemos con toda la reserva ovárica que vamos a gastar durante nuestra vida. Aunque te parezca ciencia ficción, el ovocito que se fecundó en el vientre de tu madre y del que naciste tú se formó en el vientre de tu abuela.

Cuando una mujer se embaraza de un feto femenino, en este se generan todos los folículos de los que dispondrá a lo largo de toda la vida. Así, cuando nace la niña, tiene alrededor de un millón de folículos en sus ovarios,[13] valor que desciende hasta los 300.000 cuando tiene su primera menstruación.[14] Si esta niña a su vez tiene algún hijo, ese ovocito que se formó cuando se estaba gestando en realidad se formó en el vientre de su abuela materna. Alucinante, ¿verdad?

Más allá de este curioso dato biológico, creo que es importante conocer el concepto de «reserva ovárica» de forma individual y en el plano social, ya que el hecho de que vivamos más no significa que el tiempo fértil sea más largo. Evidentemente, tener conocimiento de cuál es tu reserva ovárica es una decisión propia. Pero me parece interesante que cualquier mujer que no descarte la maternidad en su plan de vida se mida la reserva ovárica cumplidos los treinta años para poder ir haciendo un seguimiento. Más que nada, para que cuente con una información que le pueda resultar relevante y tenga margen de hacer cualquier adaptación con tiempo y previsión.

¿Cómo se mide la reserva ovárica?

Hoy en día existen principalmente tres maneras de medir la reserva ovárica. Aunque hay más, estos son los tres métodos más utilizados y que es interesante que conozcas.

Lo ideal es realizar como mínimo dos de esos métodos de medida de la reserva ovárica y no quedarnos solo con uno, ya que puede ser insuficiente. Dado que ninguno de los métodos tiene un cien por cien de sensibilidad y especificidad, la combinación de técnicas nos da una mejor interpretación.[15]

Ecografía transvaginal con recuentro de folículos antrales

Como hemos comentado, la ecografía por vía vaginal es una técnica de imagen que permite contar los folículos en el ovario de la mujer que están activos y deseosos de madurar.[16] No todos los folículos maduran. De hecho, muy pocos lo hacen. Sin embargo, esta técnica nos da ya una información visual muy importante sobre el comportamiento de los ovarios, así como si hay ovarios poliquísticos o cualquier tipo de quiste en los ovarios.

Estos son los pros de esta técnica:

- Como una imagen vale más que mil palabras, siempre es interesante ver en qué punto están los ovarios de forma directa en vez de indirectamente con una analítica.
- La ecografía nos permite ver cualquier otra estructura que esté creciendo en los ovarios y dar una evaluación más completa.
- Es fácil de interpretar. Se trata de un número sencillo y, por lo tanto, no hay duda en la interpretación directa.
- Puedes pedir que te realicen este recuento en cada revisión anual, busques o no el embarazo. Puedes anotarte el resultado cada año tras tu revisión ginecológica. Este número irá descendiendo, ya que la reserva ovárica, así como el recuentro de folículos antrales, se reduce conforme aumenta la edad de la mujer.[17,18]

Estos son los contras de esta técnica:

- Necesitaremos pedir cita con el ginecólogo o ginecóloga. No es un dato que podamos recoger por nosotras mismas.

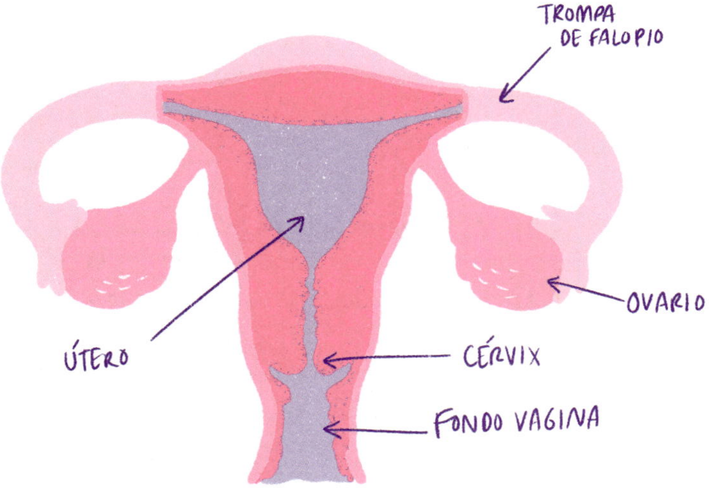

- Es una técnica subjetiva, ya que dos personas pueden contar distintos folículos o verlos de diferentes tamaños.
- Al final, es una imagen sujeta a interpretación. Así que si no se ve claramente la imagen, tal vez se necesite revalorar el siguiente ciclo, sobre todo si se sospecha la existencia de algún tipo de quiste en los ovarios.
- Aunque se puede hacer en casi todos los momentos del ciclo, lo ideal es hacerla en la fase folicular.

Análisis de la hormona FSH

La hormona estimulante de los folículos (FSH, del inglés *follicle stimulating hormone*) es secretada por la hipófisis, la parte del cerebro estimulada por nuestro hipotálamo. Para entendernos, son zonas del cerebro desde las que se orquestra la función hormonal de nuestro cuerpo y que, en definitiva, manda mucho, por así decirlo. A su vez, la producción de FSH se ve modulada por la acción que ejerce esta hormona en nuestros ovarios.[19]

Así pues, la FSH es una de las hormonas que permite la comunicación entre el cerebro y los ovarios. Sería como una especie de lenguaje específico que usan el cerebro y los ovarios para comunicarse y saber en qué punto están.

Estos son los pros del análisis de la hormona FSH:

- Nos da información muy valiosa del diálogo entre el cerebro y los ovarios.

Estos son los contras del análisis de la hormona FSH:

- Puede ser fluctuante, de forma que un ciclo dé un valor elevado y en el siguiente, una cifra baja.[20]
- Se debe interpretar en conjunto con el análisis de otras hormonas sexuales.
- Se debe medir en un momento concreto del ciclo.
- Se mide en sangre, por lo que se requiere un pinchazo.

La interpretación de los valores de la hormona FSH no es del todo sencilla porque hay que evaluarlos en conjunto con los de otras hormonas del ciclo ovárico. No obstante, en general y para entendernos, si la hormona FSH se encuentra muy elevada al principio del ciclo, se puede interpretar como que el cerebro tiene que hablar muy alto o chillar mucho para poder activar los folículos de los ovarios, ya que posiblemente haya pocos. En cambio, si la hormona FSH se encuentra en valores más bajos, significa que el cerebro solo con susurrar ya activa los ovarios, ya que estos no solo escuchan «alto y claro», sino que hay una reserva ovárica que responde a la estimulación que viene desde el cerebro.

En el ámbito de la fertilidad, el valor de la FSH es tan importante que en los ciclos de reproducción asistida se asocia a la probabilidad de que un ciclo se cancele por baja respuesta o no se cancele.[21]

Análisis de la hormona AMH

En 1980 se descubrió que la hormona antimulleriana (AMH, del inglés *anti-mullerian hormone*) se sintetiza en el ovario. Y en décadas recientes se ha profundizado en su efecto en la creación y maduración de los folículos, es decir, en el proceso que llamamos «foliculogénesis», así como en un montón de interacciones en otros tejidos, hormonas y moléculas de nuestro cuerpo.[22]

Desde su descubrimiento se han realizado diversas investigaciones con esta hormona que nos marca la reserva ovárica, y se ha convertido en la hormona más usada por su fácil interpretación y practicidad. Esto se debe a que la hormona AMH es producida por las células que rodean los pequeños folículos presentes en los ovarios que quieren madurar y, al contrario que otras maneras de medir la reserva ovárica, esta hormona mantiene un valor estable a lo largo del ciclo. Eso permite que la hormona AMH se pueda medir en cualquier momento y que su valor sea proporcional a la reserva ovárica funcional de una mujer.[23]

No obstante, algunas investigaciones detallan que la hormona AMH puede experimentar variaciones en sus niveles en función del ciclo menstrual, sobre todo en las mujeres mayores de treinta años, y muestra valores más elevados en la fase folicular.[24] Por ello, si quieres medir reserva ovárica mediante esta hormona cada año, vale la pena que te anotes el momento del ciclo en el que estás e intentes que la siguiente medición sea en un momento del ciclo similar. Esto te asegurará que estás realizando una comparación más fiable.

Dado que la hormona AMH se secreta desde las células que rodean los folículos con potencial de crecer, siempre que no haya ninguna patología ginecológica que pueda alterar el resultado, los valores elevados de esta hormona nos indican que existe una mayor reserva ovárica, y viceversa.

Por otra parte, si relacionamos la edad con los valores de la hormona AMH, se puede predecir cuándo aparecerá la menopausia en una mujer. Por ejemplo, según una reciente investigación, una cifra de AMH cercana a 0,15 ng/ml en una mujer de 30 años se asocia a la aparición de la menopausia a los 42 años o antes. En cambio, una mujer de 30 años con un valor de AMH de aproximadamente 4,38 ng/ml iniciará la menopausia a partir de los 47 años.[25]

Estos son los pros del análisis de la hormona AMH:

- Es un análisis muy fácil de interpretar.
- La hormona AMH se puede medir en cualquier momento del ciclo, por lo que puedes aprovechar el mismo pinchazo de un análisis que analice cualquier otro parámetro.

Estos son los contras del análisis de la hormona AMH:

- Un valor bajo de la hormona AMH en mujeres jóvenes no se relaciona con una baja fertilidad, pero sí se asocia un resultado más bajo en los resultados de los ciclos de reproducción asistida.[26]

- Se mide en sangre, por lo que se requiere un pinchazo.
- Si sale un valor muy bajo, vale la pena repetir el análisis y volver a valorar, sobre todo en mujeres jóvenes.

En general, la comunidad biomédica considera la medición de la hormona AMH como el mejor marcador de la reserva ovárica,[27] también en lo que hace referencia a su costo-efectividad. Respecto a su coste, hace pocos años era bastante costoso realizar esta evaluación y, además, las aseguradoras médicas rara vez lo cubrían. En el último lustro, el precio de medir la hormona antimulleriana ha bajado muchísimo y está al alcance de la mayoría de los bolsillos, con lo cual se puede realizar una medición al año de manera rutinaria. No obstante, me reitero en mi opinión de que es mejor emplear a la vez dos maneras de medir reserva ovárica que solamente una y anotarlo todo bien para poder ir haciendo un seguimiento año tras año.

¿Un valor de hormona AMH bajo justifica un tratamiento de reproducción asistida?

Quizá te hayas realizado una medición de tu hormona antimulleriana y, al salir un resultado bajo para tu edad, te encamines a hacer un tratamiento de reproducción asistida. ¿Eso es lo que debería hacerse en todos los casos? Para nada, porque depende totalmente del caso y de la situación de cada mujer o pareja.

Por ejemplo, si tienes menos de 35 años y te sale un valor bajo por la edad, debemos preguntarnos si tu idea es empezar a buscar el embarazo o no. Si no tienes intención de buscarlo, como era mi caso, la congelación de ovocitos es una muy buena opción. Pero si tienes idea de quedarte embarazada, si ya estás en ello o si el resultado de esta analítica te lleva a dar el paso de buscar el embarazo y no hay ningún factor desfavorable más, entonces no habría necesidad de hacer ningún tratamiento de reproducción asistida, ya que, como hemos visto, tener un valor de antimulleriana bajo no disminuye *per se* la probabilidad de éxito en la búsqueda de un embarazo por vía natural. O sea, que si estáis en el inicio de la búsqueda o aún no estáis buscando, que salga un valor bajo no implica que haya que realizar ningún tratamiento, pero sí habrá que tener en cuenta esta información si pasan los meses sin lograr el embarazo, o de cara a buscar un segundo embarazo dentro de unos años.

En cambio, si te acercas a los cuarenta años y tienes un valor de antimulleriana bajo para esa edad, sí se suele recomendar la reproducción asistida, ya que si inviertes tiempo en la búsqueda natural sin obtener resultados y demoras mucho el tratamiento, es posible que después ya no puedas lograr un buen resultado en el proceso de reproducción asistida.

Aunque siempre hay que evaluar cada caso de manera individual, podríamos definir, en general, el siguiente esquema respecto a la hormona AMH:

Menor de 35 años

Hormona AMH adecuada para la edad

- Aún no se busca el embarazo: volver a valorar al año siguiente.
- Ya se busca el embarazo: no está justificada la reproducción asistida. Seguir con la batería de pruebas de fertilidad.

Hormona AMH baja para la edad

- Aún no se busca el embarazo: plantear la congelación de ovocitos.
- Ya se busca el embarazo: tener el dato en cuenta y seguir con la batería de pruebas de fertilidad.

Mayor de 35 años
Hormona AMH adecuada para la edad

- Aún no se busca el embarazo: plantear la congelación de ovocitos.
- Ya se busca el embarazo: seguir con la batería de pruebas y, si no se produce el embarazo en unos meses, plantear la reproducción asistida.

Hormona AMH baja para la edad

- Aún no se busca el embarazo: plantear la congelación de ovocitos, o plantear el inicio de la búsqueda del embarazo o ambas cosas a la vez.
- Ya se busca el embarazo: seguir con la batería de pruebas y plantear de manera individualizada las expectativas en cuanto a la reproducción asistida, si la paciente lo ve como una opción y cuándo quiere iniciarla.

En mi caso, por ejemplo, me encontraba de forma clarísima dentro del primer grupo: menores de 35 años con baja reserva ovárica que todavía no buscan hijos. Por lo tanto, no tuve dudas: la congelación de ovocitos era para mí. Sin embargo, siempre se tiene que evaluar de forma individual, valorando qué quiere cada persona. Hay que ver si para la paciente es una opción o no pasar por un tratamiento, y también es importante tener en cuenta el modelo familiar ideal de cada persona o pareja.

Una mujer de 38 años recibe la noticia de que su reserva ovárica es baja y justo acaba de empezar con su pareja a buscar el embarazo de forma natural. Posiblemente, si el modelo familiar ideal de esta pareja es tener dos hijos, una opción sería congelar ovocitos o embriones, preservando así la fertilidad, y seguir buscando de modo natural.

Si se consigue el primer embarazo de forma natural, es fantástico, porque además se ha preservado su fertilidad, de modo que a los 40, 41 o 42 años, o cuando ellos quieran, pueden intentar buscar el segundo hijo teniendo la reserva y la calidad de los 38 años. ¿Y si no consiguen el embarazo de forma natural en unos meses? Pues pueden recurrir a su material reproductivo congelado.

Lo importante es valorar las opciones y los deseos de cada mujer o pareja de forma individualizada para poder gestionar esta información biológica en aras del proyecto familiar que se plantee.

La cantidad frente a la calidad de los ovocitos

Sabemos que la cantidad de ovocitos no tiene por qué guardar relación con su calidad.[28] En cambio, la edad sí se relaciona de forma directa con la calidad de los óvulos, si bien existen ciertas diferencias entre mujeres.

Por eso, ante una reserva ovárica baja, debemos plantearnos la calidad de los ovocitos. Este concepto es importante, en tanto que una mujer menor de 35 años con pocos ovocitos siempre tendrá un mejor pronóstico que una mujer de 38-40 años con muchos ovocitos.

Para que te hagas una idea, en este listado procedente de un estudio con más de mil doscientos ovocitos vitrificados (es decir, óvulos congelados) te muestro el porcentaje de probabilidad que tiene un ovocito de acabar siendo un bebé nacido según la edad de la mujer en el momento de la congelación.[29]

- Menor de 30 años: 7,4 %
- Entre 30 y 34 años: 7 %
- Entre 35 y 37 años: 6,5 %
- Entre 38 y 40 años: 5,2 %
- Entre 41 y 42 años: 2,4 %
- Entre 43 y 44 años: 1 %

Otras pruebas de fertilidad relevantes

Hay varias pruebas de fertilidad que es importante que conozcas. Algunas son muy básicas y otras, más complejas. Lo fundamental es empezar por el principio e ir haciendo según se vaya necesitando y con la guía de un profesional de la salud especializado en fertilidad. Más no tiene que ser mejor; lo que debemos hacer es personalizar y priorizar.

A continuación te presento algunas de las pruebas específicas de fertilidad más comunes, aparte de la reserva ovárica, que ya hemos comentado. Asimismo, te explico qué información nos da cada una de ellas.

Ecografía transvaginal

Es muy habitual que una mujer que busca el embarazo se haya realizado antes una ecografía transvaginal, una prueba sencilla y rápida que permite obtener información básica sobre la cavidad uterina y los ovarios. No obstante, cuando se está en la búsqueda activa del embarazo, tener actualizada esta prueba o programarla puede ser de gran utilidad.

Si te encuentras en un proceso de reproducción asistida, estarás hasta el moño de repetir ecografías. Pero si no lo estás y tu última ecografía es de hace tiempo, es buen momento para programar una nueva ecografía.

Histerosalpingografía

Tal vez la primera vez que oigas este nombre te parezca marciano, o bien un método de tortura inventado por tu peor enemigo, ya sea porque de entrada parece impronunciable o porque suena a una prueba radiológica muy extraña. Pero nada más lejos de la realidad. Una vez que se descifra su origen etimológico, no parece tan rara:

- *Histero*: en griego significa «útero», «matriz».
- *Salpingo*: también proviene del griego y significa «trompeta» o «estructura en forma de trompa». Hace referencia a las trompas de Falopio.
- «Grafía»: este sufijo significa que el resultado es una imagen.

Seguro que ahora el nombre de la técnica no te parece ya una palabrota.

Se trata de una prueba básica que da muchísima información sobre el cérvix, la cavidad uterina y las trompas. La puedes encontrar abreviada en peticiones e informes como HSG. Consiste en introducir un contraste en la cavidad uterina, el cual debería pasar también por ambas trompas, para posteriormente obtener una imagen del dibujo de este contraste líquido. De esta manera, los especialistas pueden ver cualquier anomalía anatómica de la cavidad, así como de las trompas, lo cual dará lugar a un abanico importante de diagnósticos.

Esta prueba se inventó ya en 1914.[30] Desde entonces ha ayudado a miles de mujeres y parejas a definir problemas relacionados con la fertilidad, así como a encarar un posible tratamiento basado en los resultados.

La histerosalpingografía tiene cierte mala fama porque no es una prueba ni agradable ni indolora en la mayoría de los casos. No obstante, se están estudiando alternativas a esta prueba, así como el modo de mejorar las molestias asociadas a la exploración.[31] Sin embargo, es tan informativa que sigue siendo una prueba de referencia.

Si te han pedido una histerosalpingografía, verás que la programarán en tu fase folicular, después de la menstruación, y que se realizará de manera ambulatoria. Puede ser que no notes ninguna molestia ni durante ni después de la prueba, y que puedas seguir tu día a día con total normalidad, pero en todo caso, plantéate ese día con más tranquilidad y sin grandes ajetreos para darte el margen por si tienes molestias.

Cariotipo

Es una prueba básica de fertilidad, tanto para hombres como para mujeres. En ella se obtiene una muestra de sangre en la que se pueden observar bajo un microscopio los cromosomas de una persona.

Probablemente, te sonará que los humanos tenemos en general 46 cromosomas, es decir, 23 pares (23 vienen del óvulo y 23, del espermatozoide). Normalmente, una mujer presenta un cariotipo 46 XX, y los dos cromosomas sexuales son X. El varón, en cambio, también tendrá 46 cromosomas, pero los sexuales serán X e Y (presentando, por tanto, un cariotipo 46 XY).

Con todo, ser mujer con un cariotipo 46XX y hombre con un cariotipo 46XY sería lo normal o esperable. No obstante, aunque la persona pueda no aparentarlo, en nuestra estructura cromosómica puede haber combinaciones diferentes que compliquen la reproducción y que precisen de una estrategia personalizada.

Por lo tanto, cuando el embarazo no aparece o hay pérdidas de forma repetida, es fundamental poder realizar esta prueba básica del cariotipo para valorar si hay algún problema en la composición cromosómica de los progenitores que esté provocando la dificultad en el embarazo o que haya abortos.

En cualquier caso, debemos saber que el cariotipo no cambia en ningún momento de la vida, sino que es el mismo desde que nos engendran hasta que morimos. Por eso, si hacemos la prueba del cariotipo, vale la pena que guardemos el resultado, ya que nunca más lo tendremos que repetir.

Otra cosa que cabe tener en cuenta es que puedes hacerte el cariotipo aprovechando también cualquier otro pinchazo, ya que no hace falta ni que estés en ayunas ni ningún requerimiento. Es una prueba que tarda unas dos o tres semanas en tener resultados, así que, si no tienes el cariotipo hecho, plantéate si te interesa aprovechar la próxima analítica que tengas para tener esta información biológica tuya.

¿Qué hacer si el cariotipo sale mal?

En el cariotipo obtenido en los estudios de fertilidad puede haber varios tipos de alteraciones: desde que una estructura de un cromosoma se encuentre en un sitio que no le toca, a que esté del revés, a que haya un número anómalo de cromosomas sexuales, entre muchas otras posibilidades.[32]

Si existe una variación respecto a lo normal, debemos recurrir a un consejo genético especializado para que estudien nuestro caso en particular y nos indiquen nuestras características. En estos casos, el consejo genético nos aporta datos muy valiosos acerca de cuál es el porcentaje en el que los embriones que vamos a obtener presentan alguna variación cromosómica con respecto a la normalidad, y así nos permite plantear qué técnicas de fertilidad nos pueden ayudar en cada caso en concreto.

Tener un cariotipo con alteraciones no tiene por qué ser sinónimo de que no vayamos a ser padres. Pero sí es necesario tener información clara sobre la situación y una personalización en la búsqueda del embarazo, ya que en función del resultado vale la pena valorar las diferentes posibilidades y que la pareja decida su camino junto con el consejo del equipo biomédico.

¿Qué hacer si el cariotipo sale bien?

Desde el punto de vista estadístico, lo habitual es que el cariotipo salga dentro de la normalidad en los estudios de fertilidad. Que estadísticamente sea más usual que aparezca dentro de la normalidad no hace que no sea una prueba básica. Si esta prueba básica sale correcta, genial, porque entonces seguiremos con los siguientes pasos y estudios.

Citología ginecológica

En las revisiones ginecológicas rutinarias, nuestro especialista recoge diferentes tipos de muestras para valorar si se observa el crecimiento de ciertos patógenos, como el virus del papiloma humano, o la presencia de otras infecciones, como una infección por hongos o parásitos, entre otras.

Esta no sería en sí una prueba de fertilidad básica, porque no evalúa directamente la fertilidad, pero sus alteraciones sí que tienen un efecto directo en la fertilidad. Por lo tanto, si te planteas iniciar la búsqueda del embarazo, o lo estás buscando, y hace ya más de uno o dos años desde tu última revisión, puede ser un buen momento para pasar por consulta y tener tu citología ginecológica actualizada.

Aparte de la citología, la salud vaginal y la población de microorganismos que habitan la vagina y el útero tienen un papel importante en la salud reproductiva. Se trata de una nueva área de conocimiento que está aportando luz en muchos casos de infertilidad de causa desconocida, así como nuevas herramientas terapéuticas. Por ello te hablaré de la relación entre la microbiota y la fertilidad, y de las técnicas de biología molecular para analizarlas, en un apartado específico.

Estas son las pruebas más básicas en fertilidad. Muchas de ellas se hacen de forma rutinaria en tu estudio de salud general y ginecológica en las revisiones anuales. El seminograma también es una prueba básica y fundamental, pero te hablaré de ella en el apartado de fertilidad masculina.

Vale la pena que tengas en cuenta que hay muchísimos más estudios, que te indicará realizar un profesional de salud en función de tus características y tu historial: cultivo seminal, histeroscopia, pruebas de coagulación, pruebas inmunitarias, dotación cromosómica de los espermatozoides, estudio de meiosis, endocrinología, ecografía testicular, etcétera. La lista es larga.

Es importante que sepas que si el embarazo no está llegando, hay varios frentes que estudiar, y cada día tenemos más conocimientos al respecto.

Cuándo iniciar los estudios de fertilidad

Con lo que llevas leído habrás visto que el embarazo no es tan fácil y que pueden influir en él muchos factores. Por eso, es normal que haya confusión sobre cuánto tiempo es normal esperar para que se produzca el primer embarazo y cuándo deberíamos esperar para iniciar las pruebas de fertilidad. Pues bien, esto depende sobre todo de tres factores:

- **La edad.** El tiempo es oro, así que a mayor edad, menos margen dejamos. Si empiezas pronto, tendrás un tiempo de maniobra en caso de que haya alguna característica biológica importante para la gestación. Así pues, la directriz estándar suele ser que si la mujer es menor de 35 años, habría que dejar pasar un año de relaciones desprotegidas antes de iniciar el estudio de fertilidad. Si la mujer es mayor de 35 años, no habría que dejar pasar más de seis meses para iniciar este estudio.
- **Los antecedentes médicos relevantes.** Si hay antecedentes médicos relevantes, ya sean de medicina general o específicos de ginecología, no hay que dejar pasar el margen de tiempo especificado en el punto anterior. O sea, que si hay cualquier patología o tratamiento médico que requiera una atención anterior a la búsqueda de embarazo o a los seis meses de relaciones desprotegidas, se debe acudir antes al especialista. Si hay variaciones ginecológicas, como ciclos irregulares o ausencia de estos, endometriosis, dolores pélvicos, etc., tampoco debemos esperar los meses comentados para iniciar el estudio de fertilidad. Un buen consejo seria que si os estáis planteando empezar a buscar o ya estáis buscando, te hagas una revisión con un especialista y le preguntes qué

temporalidad os recomienda según vuestras características médicas.

- **Cómo lo sientes tú.** Es importante que valores cómo sientes tú este proceso, ya que no todo son datos, antecedentes y números. Cada pareja es un mundo, así que hay mujeres y parejas que se dejan fluir y no cuentan ni los ciclos, y personas que prefieren tener datos obtenidos de analíticas antes de planear la búsqueda. Si te encuentras dentro de este segundo grupo, debes saber que las personas con un perfil más controlador tienden a pasarlo emocionalmente peor durante la búsqueda, pero no pasa nada. Lo importante es saberlo y tener herramientas para que el momento no nos domine. Hablaremos de ello más adelante.

LA FERTILIDAD MASCULINA

El descenso de la fertilidad masculina en las últimas décadas ha sido dramático. Aunque rebusque en el diccionario, no encuentro otro sinónimo más suave para describirlo.

Te lo pongo en datos: un reciente estudio publicado a finales de 2022 puso de manifiesto el descenso de hasta un 50 por ciento de la calidad seminal en todo el mundo, basándose en datos recogidos de 1973 a 2018.[33] Según este estudio, en 1973, la media de espermatozoides por eyaculado era de 335,7 millones, mientras que en 2018, el último año que recoge el estudio, la media de espermatozoides por eyaculado era de 126,6 millones. Los datos indican que el descenso en la calidad espermática es continuado y más acusado desde el año 2000.

Pero es que, además, la OMS, que es la organización que nos facilita los parámetros de valoración del semen humano, no ha dejado de bajar las ratios y los valores que definen un semen de calidad. O sea, que un semen de calidad en nuestra década está lejos de lo que se consideraba un semen de calidad hace treinta, cuarenta o cincuenta años. Para que te hagas una idea, en el manual de la OMS de 1987 se consideraba «normal» una muestra seminal con más del 50 por ciento de los espermatozoides con formas normales. Hoy en día, una muestra se considera normal si presenta más de un 4 por ciento de formas normales.[34]

Estos datos deberían provocarnos una profunda reflexión como especie y como sociedad, e impulsarnos a investigar y valorar qué estamos haciendo y qué debemos modificar para frenar este descenso. De no hacerlo, las consecuencias son obvias.

Desde mi punto de vista, solemos centrarnos casi siempre en la fertilidad de la mujer porque en nuestro cuerpo pasan muchas cosas en cuanto a reproducción se refiere y porque, no nos engañemos, la mayoría de las veces son las mujeres quienes muestran más interés por su fertilidad, por los posibles tratamientos, y hablan de ello. Pero ¿te imaginas un mundo en el que la fertilidad femenina descendiera a la velocidad a la que está descendiendo la fertilidad masculina?

Es evidente que hombres y mujeres somos muy distintos desde el punto de vista biológico; nosotras, en general, creamos cada mes una única célula reproductiva y ellos crean millones en cada eyaculación. No obstante, somos compañeros y pertenecemos a la misma especie, por lo que el descenso de la calidad espermática debería alertarnos también de cara a la fertilidad femenina. Es muy probable que lo que les esté afectando a los hombres, también nos afecte a las mujeres.

La siguiente pregunta que seguramente te surge es: en el ámbito global ¿qué es lo que está dañando tanto la calidad del semen? Todo parece indicar que los factores determinantes son los tóxicos ambientales, la polución, la obesidad y el estilo de vida.[35]

Con todo esto no quiero que proyectes un escenario catastrófico en el que no hay nada que hacer. Al contrario, quiero que seas consciente de la plasticidad del ser humano. Igual que la calidad espermática desciende y se empiezan a vislumbrar los factores de riesgo, también se puede mejorar y potenciar. Por eso estás leyendo este libro y tienes todo un capítulo dedicado a la mejora de la fertilidad.

El seminograma

El seminograma es una prueba básica en el estudio de la fertilidad. A veces, por temas culturales o porque las mujeres pueden presentar más ímpetu en la búsqueda del embarazo, nos sometemos a un montón de pruebas nosotras y dejamos casi para lo último el seminograma, lo cual es un sinsentido.

Se trata de una prueba que podría definirse como fácil, indolora y rápida en la mayoría de los casos. Por lo tanto, en cuanto a prioridades, tiene que ir de las primeras. No tendría mucho sentido, por ejemplo, evaluar las trompas de Falopio si no sabemos si los espermatozoides pueden llegar hasta allí sin problema.

Lo primero que debemos saber es que, a grandes rasgos, el seminograma nos da información de:

- Cuántos espermatozoides hay.
- Cómo se mueven los espermatozoides que hay.
- Qué forma tienen.

Así podemos estimar si van a llegar bien a las trompas de forma natural o si necesitamos algún tipo de técnica de reproducción.

Sin embargo, no debemos confundir el resultado del seminograma con la capacidad fértil. O sea, tener un buen seminograma no es sinónimo *per se* de fertilidad y aún menos de virilidad masculina, igual que tener un seminograma con alguna alteración no quiere decir que ese hombre no sea fértil.

El seminograma nos da información sobre la cantidad, el movimiento y la forma de los espermatozoides, no sobre su capacidad fecundante. Además, estos datos pueden presentar grandes fluctuaciones en una misma persona, por lo que vale la pena tener un seminograma actualizado para conocer el estado actual.

Uno de los conflictos del seminograma es que el hombre sabe que debe acudir a la clínica o al laboratorio en un momento determinado, y a esto se le suma la presión de no perder la muestra y de que, muy probablemente, no es el momento más excitante de su vida. Así que días antes de realizarse un seminograma, se puede practicar sin problema para que así no resulte algo nuevo o extraño.

Consejos para recoger la muestra de semen

- Programad la recogida de la muestra de semen en función del ciclo ovárico. Como se requieren unos días de abstinencia, si se está buscando el embarazo de forma natural, es mejor no programar esta prueba justo durante la semana fértil, en la que es mejor tener relaciones día sí, día no, y dejar la obtención de la muestra para el estudio del seminograma para antes de esta semana o después.
- Hay varios tipos de botes estériles para recoger muestras. Es mejor usar un recipiente de obtención de muestras de «boca ancha». Si no os lo facilitan directamente desde la clínica o el laboratorio y debéis adquirirlo en la farmacia, especificad que el bote sea de boca ancha porque si no lo matizáis, es probable que os den alguno con la entrada más estrecha. Eso dificulta más la puntería y, por lo tanto, la recogida.
- Si no se ha recogido nunca la muestra para un seminograma o es un momento que resulta difícil, ¡pues a entrenar! Se puede practicar antes.

Sabías que...

Aquí te dejo un dato interesante: los espermatozoides humanos se pudieron ver por primera vez en 1677 gracias a los primeros microscopios. Antiguamente se pensaba que dentro de la cabeza de los espermatozoides había un humano en miniatura que, posteriormente, se desarrollaba en el vientre materno.

Los espermatozoides

El espermatozoide es una de las células humanas más alucinantes, como verás. Puedo afirmar que es, de lejos, mi tipo de célula preferido.

Para empezar, es la única célula que hace su función fuera del cuerpo en el que se ha creado. Si lo piensas, no hay ninguna célula de nuestro cuerpo que pueda vivir en un cuerpo ajeno de forma natural (más allá de los trasplantes y las transfusiones). Y además de ser capaz de vivir en un cuerpo ajeno, ¡lo puede hacer durante días!

Se estima que la supervivencia normal de los espermatozoides en el tracto superior femenino dura entre tres y cinco días, y que gracias a todo el trayecto recorrido y al ambiente molecular logran tener capacidad de fecundar.[36, 37] Un espermatozoide recién eyaculado en la vagina no tiene la capacidad de fecundar un ovocito. Tiene que pasar por todo el periplo mecánico y químico de llegar a las trompas para poder superar el proceso que denominamos «capacitación», que en el caso de la reproducción asistida se hace en el laboratorio. Por eso es importante recordar que la ovulación es el momento más fértil de la mujer, pero no tiene por qué ser el momento más fértil de ese eyaculado en sí. Lo interesante es dejar también tiempo a los espermatozoides para que puedan llegar a las trompas, capacitarse y estar allí preparados para cuando el ovocito maduro se libere.

Otra característica alucinante de los espermatozoides es que desde que se empieza a formar esta célula hasta que se puede eyacular un espermatozoide maduro se tardan noventa días.[38] Así que, en cierto modo, tiene un tiempo de vida bastante efímero y hostil: tarda tres meses en formarse y después sobrevive en un cuerpo ajeno de tres a cinco días. Por eso es importante saber a qué hábitos o contaminantes ha estado expuesto un hombre en los últimos tres meses, porque eso puede tener efecto en sus espermatozoides actuales.[39] Si un hombre se quiere preparar para buscar el embarazo o programar un ciclo de reproducción asistida, los noventa días anteriores antes de entregar la muestran son importantes.

La interacción de los espermatozoides con el sistema inmunitario

Las mujeres nacen con la forma inmadura de los ovocitos que van a ovular a lo largo de toda su vida. Por lo tanto, cuando se forma el sistema inmunitario femenino durante los primeros años de vida, este aprende a reconocer los ovocitos como células propias y que, por consiguiente, no las debe atacar.

Sin embargo, en el caso de los hombres, el funcionamiento es diferente. Ellos no nacen con los espermatozoides que van a eyacular a lo largo de su vida. De hecho, a partir de la adolescencia irán produciendo espermatozoides de forma continua, aunque muy fluctuante, hasta su último día.[40]

¿Y qué pasa con el sistema inmunológico masculino? Pues que, en parte, no habrá entrado en contacto con las células reproductoras masculinas, lo cual puede crear una reacción inmunológica. Esto producirá anticuerpos antiespermáticos en caso de que la barrera que protege la zona de producción de los espermatozoides se vea dañada.[41]

Hay varias causas de infertilidad masculina asociadas a factores inmunológicos que aún están en estudio y sometidas a debate. A veces creemos que el sistema inmunitario solo puede afectar a la fertilidad femenina, ya que la mujer alberga células extrañas y permite el crecimiento de un nuevo ser en su interior. Pero nos equivocamos, ya que los hombres también pueden sufrir infertilidad por causas asociadas al sistema inmunitario.

Los espermatozoides y su sensibilidad a la temperatura

Aunque se produzcan millones de espermatozoides, se trata de células muy sensibles, ya que se ven afectadas por el propio sistema inmunitario del individuo que los produce, por el ambiente femenino que les resultará hostil y por todos los químicos ambientales, así como por el estilo de vida. No obstante, hay otro factor importante por el que los espermatozoides son muy sensibles, motivo por el cual los testículos se encuentran fuera de la cavidad abdominal: este factor es la temperatura y, en cierto modo, la posibilidad de regularla.

Cuando se crea un nuevo ser, todas las estructuras embrionarias que generarán el aparato reproductor son las mismas en hombres y mujeres; es durante el desarrollo fetal cuando se produce una diferenciación según el sexo. En el caso de los hombres, los ovarios se diferenciarán y descenderán formando los testículos; el clítoris crecerá y formará el pene, y los labios mayores de la vulva se unirán y formarán el escroto masculino.

Los testículos posicionados de forma libre dentro del tejido escrotal presentan una movilidad y unas características de protección térmica especiales. En función de la temperatura ambiental, se pueden retraer o distender para favorecer que la temperatura de creación de los espermatozoides humanos ronde de dos a cuatro grados centígrados menos que la temperatura corporal normal.[42]

Actualmente se está debatiendo si el aumento de la temperatura global del planeta está impactando también en la temperatura testicular y en la calidad de los espermatozoides. Al parecer, los distintos estudios indican que este podría ser uno de los muchos factores que están afectando a la calidad del esperma a escala global.[43,44]

Más allá del calentamiento global, ¿qué puede hacer un hombre para favorecer una óptima temperatura testicular? Desde luego, muchas cosas. A continuación, ofrezco una lista de consejos para mejorar los hábitos relacionados con la temperatura testicular.

- Llevar ropa interior transpirable y que no se ajuste al cuerpo. Algunos artículos afirman que hay diferencias significativas entre la población que usa ropa interior más ajustada y la que no, siendo quienes no la usan los que presentan mejores parámetros de calidad espermática.[45] Sin embargo, otros artículos comentan que no encuentran diferencias estadísticas en la temperatura escrotal entre los hombres que llevan calzoncillos tipo bóxer y los que no.[46] En cualquier caso, si estáis buscando el embarazo, es momento también de revisar la ropa interior. Ir más holgados y con prendas de materiales más transpirables no os hará ningún daño, y puede que haya beneficios que aún no hayamos valorado.

- Llevar ropa en general que no sea muy ajustada al cuerpo y que permita la transpiración. Igual que propongo no usar ropa interior muy ajustada y que no sea transpirable, recomiendo que la ropa que se lleve encima de esos calzoncillos no sea estrecha. A este respecto, hay algunos estudios que ponen de manifiesto que los hombres escoceses que usan *kilt*, la falda escocesa, presentan una mejor calidad espermática y una mejor fertilidad que grupos comparables con ropa ajustada.[47] Con esto no quiero proponer que la falda sea una nueva prenda de vestir y se popularice entre los hombres que quieran mejorar su seminograma, sino que, justo en el momento de buscar el embarazo quizás sea el momento ideal de abandonar esos tejanos ajustadísimos en favor de una talla más para ir más cómodo.
- Es fundamental no pasar sentado muchas horas seguidas. Ya hemos empezado el día con unos calzoncillos menos ajustados y una ropa más transpirable. Pero si ahora me paso toda la jornada laboral sentado, se vuelve a potenciar que haya una temperatura testicular elevada. A este respecto, los resultados de los estudios son claros: los hombres con un trabajo sedentario en el que están sentados tienen peores parámetros relativos a la calidad del ADN espermático.[48] ¿Qué se puede hacer entonces? Levantarse de la silla cada ciertas horas para permitir que la temperatura descienda. Incluso se puede adquirir uno de esos cojines ortopédicos con un agujero prostático que permita concentrar menos temperatura. Fuera de

la jornada laboral, hay que evitar estar sentado, así como llevar una vida activa.

- No usar el calentador del asiento del coche. Hay avances tecnológicos fantásticos que nos hacen la vida más confortable, y el calentador del asiento del coche en invierno es un placer. No obstante, eso supondría subir directamente la temperatura de los testículos, así que no es muy buena idea si se quieren proteger los espermatozoides. Además, hay estudios que recalcan que los hombres que pasan muchas horas conduciendo presentan una peor calidad espermática, sobre todo en lo relativo a la morfología espermática, versus los hombres con características comparables que no trabajan al volante.[49]
- No ubicar dispositivos como el portátil en el regazo para trabajar. Estos años en la consulta me han permitido preguntar mucho y conocer a muchos hombres y parejas con interés en potenciar la calidad espermática. Con los años he notado que es habitual que muchas personas se coloquen el portátil en el regazo para trabajar, ver series o chatear, sentadas en sillas o estiradas en el sofá. Esta es una mala idea, ya que los hombres que realizan estas prácticas durante muchas horas tienen el motor del portátil calentándose bien cerca de los testículos. Así que hay que evitar esta práctica.
- Tener cuidado con las depilaciones. El vello corporal tiene varias funciones, desde la protección mecánica a una protección más química. En lo que respecta a la temperatura y su regulación, el vello protege de los cambios de temperatura bruscos. Por ello, vale la pena conservar el vello para poder conservar su función biológica.

El ADN de los espermatozoides

Por todo lo dicho, los espermatozoides son unas células increíbles, tanto por su función biológica como por lo sumamente sensibles que son a los cambios externos. Pero ¿cuál es la finalidad última del espermatozoide? Pues su último fin es fecundar de forma exitosa con un código genético equilibrado para poder crear un nuevo ser. Por lo tanto, el espermatozoide es el vehículo de aquello que transporta hasta el interior del ovocito, el ADN.

En biología describimos dos características del ADN de los espermatozoides. Por un lado, qué material lleva, lo cual analizamos mediante la técnica FISH. Por otro lado, cómo lleva ese material, lo cual se analiza mediante la prueba de fragmentación del ADN espermático, que permite valorar lo fragmentada, o rota, que se encuentra esa cadena de ADN.

Qué material lleva el ADN de los espermatozoides

Lo normal es que cada espermatozoide lleve 23 cromosomas, que es donde se encuentra el material genético del hombre que será traspasado a la descendencia. Estos 23 cromosomas del espermatozoide se añadirán a los 23 cromosomas del ovocito y crearán un nuevo individuo con 23 pares de cromosomas, o sea, un total de 46. Sin embargo, es posible que el espermatozoide lleve una carga de cromosomas que no sea equilibrada, de modo que, si fecunda, dará lugar a un embrión con una carga cromosómica diferente a la esperable.

Para poder evaluar el material genético que lleva un espermatozoide utilizamos una técnica de laboratorio llamada «hibridación fluorescente *in situ*» o FISH (del inglés *Flourescent In Situ Hibridation*). Con ella se puede determinar el número de copias de cada cromosoma en los espermatozoides, lo que permite saber si un hombre tiene probabilidad de generar embriones con alteraciones cromosómicas. Para simplificar, lo que hacen los biólogos en el laboratorio es juntar los espermatozoides que quieren estudiar con sondas fluorescentes que se juntan con el ADN de los espermatozoides para así poder ver si está presente un cierto material genético, según si da fluorescencia o no. Además de comprobar la presencia o ausencia de material genético, también podemos cuantificar, o sea, determinar si vemos demasiados cromosomas de los que queríamos observar o si faltan estos cromosomas porque no vemos la señal fluorescente.

Este estudio nos permite ver si la carga genética de los espermatozoides es equilibrada o no. Si no es equilibrada, el estudio nos indicará qué porcentaje de espermatozoides llevan esta carga desequilibrada y en qué cromosoma principalmente. Así podremos decidir si queremos hacer un estudio posterior de los embriones o no.

Como seguramente estás intuyendo, la técnica FISH no es una prueba básica en los estudios de fertilidad. Normalmente solo se recomienda a las parejas con un cariotipo masculino con alguna alteración, con abortos de repetición o si el historial médico y el criterio profesional así lo indican.

También es importante que sepas que, aunque haya un seminograma en que las características de los espermatozoides se hayan considerado «normales», es habitual que se creen espermatozoides con alteraciones cromosómicas.[50] Estas alteraciones cromosómicas son mucho más abundantes en aquellos casos en que los resultados del seminograma indiquen alteraciones.[51] Con esto quiero decir que suele ser normal presentar un cierto grado de alteraciones cromosómicas en un porcentaje de los espermatozoides. Lo importante es que, si es necesario, estas alteraciones se pueden evaluar en más profundidad de forma personalizada.

Volviendo al inicio del libro, cabe recalcar que es difícil lograr el embarazo y que todo vaya bien, ya que los humanos somos complicados y puede haber varias causas que alteren el proceso.

Cómo llevan el material genético los espermatozoides

La manera como los espermatozoides llevan el material genético se analiza mediante la fragmentación de ADN. El ADN es una doble hélice, de modo que puede presentar roturas en una de las hebras o en las dos. Si hay muchas roturas, habrá una fragmentación elevada, mientras que si hay pocas roturas, no habrá fragmentación espermática. Y sabemos que una gran fragmentación espermática influye negativamente en la fertilidad.[52]

Durante el proceso de creación de los espermatozoides se va controlando tanto el material genético que llevan, así como la manera en que lo llevan, lo cual permite obtener unos resultados que sean lo más óptimos posible.[53] No obstante, la fragmentación o el daño que estos espermatozoides puedan llevar en su código genético se ve muy influido por los hábitos de vida y también por la edad del padre.[54,55]

Quizás pienses que lo importante es que los espermatozoides lleguen a las trompas y logren la fecundación, de forma natural o con ayuda de técnicas de reproducción asistida, y que allí «termina» su trabajo. Pero nada más lejos de la realidad. Evidentemente, es importante que el espermatozoide pueda fecundar el ovocito, pero también es fundamental la integridad del material genético que lleva ese espermatozoide, por estas razones:

- Los varones con mayor porcentaje de fragmentación tardan más en concebir.[56]
- Un mayor daño de material genético de los espermatozoides se asocia a un mayor fallo de las técnicas de reproducción asistida.[57]
- La alta fragmentación del ADN se asocia a más abortos.[58]
- Este tipo de daños podrían potenciar un mayor índice de mutaciones genéticas y epigenéticas, lo cual tendría un impacto en la salud del recién nacido.[59]

Como puedes ver, el estado del material genético masculino influye en la capacidad fértil del hombre, en los resultados de las técnicas de reproducción, en el riesgo de sufrir pérdidas de embriones y también en la salud del bebé. Pero con esto no quiero decir que tengas que ir corriendo a analizar la fragmentación del ADN espermático, sino que más bien quiero que seas consciente de que muchas veces nos quedamos cortos solo con el seminograma. Y, sobre todo, quiero que tengas en cuenta que la fertilidad masculina sí influye en la pareja y que esta se puede mejorar.

No solo la edad materna va en detrimento a la fertilidad, sino que la fertilidad masculina también es fluctuante. Así que a la hora de potenciar la fertilidad, es ideal que los dos miembros de la pareja hagan un trabajo conjunto.

En resumen, hay factores que afectan negativamente a la fragmentación del ADN espermático que podemos modificar y otros que no podemos modificar. Algunos son intrínsecos a la propia persona y muchos otros nos vienen desde fuera.

La edad es una de las características intrínsecas que afecta a la fragmentación del ADN y que no podemos cambiar. Sin embargo, hay muchos otros frentes que podemos trabajar para minimizar ese daño, como la alimentación, el descanso, el ejercicio, los hábitos de vida saludables y evitar la exposición a contaminantes ambientales. Estos factores los revisaré detalladamente en el siguiente capítulo dedicado a cómo fomentar la fertilidad natural, tanto si buscas el embarazo de forma natural como si te preparas para un ciclo de reproducción asistida.

Medicación para el pelo y calidad espermática

A mi consulta acuden muchas parejas que desconocen que ciertos hábitos están influyendo en su fertilidad o que no saben hasta qué punto pueden tener un impacto en su caso en concreto.

Cada día es más común que vengan a la consulta hombres que siguen desde hace tiempo tratamientos para la pérdida de pelo, sin saber la importancia que tienen en su calidad espermática. Estos tratamientos anticaída no solo impactan en el seminograma, sino también en la integridad del ADN de los espermatozoides. Por suerte, al dejar estos tratamientos, muchos de los parámetros se normalizan en pocos meses.[60]

Si este es vuestro caso, os recomiendo consultar al especialista que recetó estos medicamentos para valorar la posibilidad de dejarlos o cambiarlos tres meses antes de la búsqueda del embarazo, ya que si aumenta el daño al ADN del esperma, también se incrementa el riesgo de aborto en la mujer.[61]

Falsos mitos sobre la fertilidad masculina

Desde que abrí la consulta en 2015 hasta el presente, me acuerdo de todos y cada uno de los hombres que han llamado para pedir información y agendar la primera cita, ya que han sido muy pocos en comparación con sus compañeras femeninas. Desde el punto de vista estadístico, diría que, con suerte, no han llegado a ser el 0,5 por ciento de las llamadas de las parejas heterosexuales.

Si bien es cierto que la reproducción tiene un mayor peso en el cuerpo femenino, a mi entender, eso no justifica el desequilibrio tan acusado entre hombres y mujeres, y mucho menos cuando se trata de un proyecto en común. Entre las diversas razones biológicas y sociales, podríamos recalcar que, de alguna manera, somos herederos de muchos mitos sobre la fertilidad masculina. Por ejemplo, pensamos que si un hombre ya ha embarazado con anterioridad, no tiene ningún problema de fertilidad; o que su envejecimiento no afecta a su fertilidad, o que si el seminograma está bien, el hombre ya tiene su parte hecha.

Como has ido viendo en el libro, esto no es cierto. El hombre tiene un papel activo en el cuidado de su propia fertilidad y del proyecto común. Si bien es cierto que, en la consulta, es habitual chocar con esos mitos, prejuicios o muros, también debo decir que cada día veo más hombres implicados, con ganas de mejorar su fertilidad y de acompañar en todo lo posible a sus parejas. Incluso algunos de ellos se frustran por no poder compartir la carga física que representa el embarazo, los tratamientos de fertilidad o las pérdidas gestacionales.

Acudió a mi consulta una pareja en la que él tenía dos hijos previos, ya adolescentes, con dos mujeres distintas. En ese momento, él y su pareja actual buscaban la gestación desde hacía más de un año. Ella tenía 30 años y no tenía hijos previos, y él tenía 45 años. Ninguna de las pruebas de ella indicaba ninguna problemática y él no quería hacerse el seminograma porque, según él, «era ella la que no se quedaba»; él ya sabía que «funcionaba».

Finalmente, con el seminograma y la fragmentación se puso de manifiesto el factor masculino (es decir, una baja calidad espermática) como causa más probable de que no apareciera el positivo. Hicimos varios cambios en la dieta y en los hábitos de vida, e iniciamos la toma de antioxidantes, de forma que los resultados de su factor masculino mejoraron cuantiosamente.

No obstante, al final, el positivo surgió tras una inseminación artificial. Una inseminación que *a priori* no hubiéramos podido realizar porque la muestra espermática no era lo suficientemente buena para esta técnica de reproducción.

Otro gran mito extrañamente extendido es que el vigor sexual masculino está relacionado con la capacidad fértil. Pero no hay ningún estudio que haya podido encontrar que los hombres con más apetito sexual tengan mejores parámetros en sus seminogramas o en su fecundidad. Sin embargo, sí que es cierto que los largos periodos de abstinencia eyaculatoria sí dañan la calidad de los espermatozoides[62] y que es bueno ir teniendo relaciones o eyaculaciones de forma periódica y continuada.

No está del todo claro cuál es la relación entre la frecuencia con que se eyacula y la salud general y mental.[63, 64] Algunos estudios apuntan a que sí existe una relación, pero otros lo niegan. En cualquier caso, no hay nada que perder ni nada de malo en tener una frecuencia eyaculatoria regular. Lo que sí que está claro es que si se está buscando el embarazo, no hay que dejar las relaciones sexuales solo para la semana fértil o para el momento de entregar la muestra en el proceso de reproducción asistida. Habría que trabajar la intimidad y la sexualidad tanto individual como de pareja durante todo el proceso.

RECUERDA QUE...

- La mujer es más fértil justo antes de ovular que en el momento exacto de la ovulación. Una de las primeras señales de la ventana fértil es la aparición del moco cervical «clara de huevo».
- Es mucho más sano y cómodo para la pareja tener relaciones día sí y día no durante una semana fértil en vez de tenerlas en un día concreto: la temperatura, el test de ovulación, el moco, el calendario y todos los síntomas así lo indican.
- Los espermatozoides tienen la capacidad de vivir en el tracto genital femenino de tres a cinco días. Hay que dejar tiempo a los espermatozoides para que puedan llegar a las trompas y estar allí preparados para cuando el ovocito maduro se libere.
- La reserva ovárica es la cantidad estimada de ovocitos que tiene una mujer en un momento concreto de su vida. La mujer nace con todos los folículos que va a gastar durante su vida fértil, pero estos se pasan el mayor tiempo «dormidos», esperando ser activados.
- La medición de la hormona AMH se considera el mejor marcador de la reserva ovárica juntamente con la medición de la hormona FSH y el recuento de folículos mediante ecografía transvaginal.
- La edad se relaciona de forma directa con la calidad de los óvulos.
- Las pruebas de fertilidad deben iniciarse a partir de tres factores: la edad, los antecedentes médicos y los deseos de la pareja.
- El descenso de la fertilidad masculina en las últimas décadas ha sido dramático.
- La mujer crea cada mes una única célula reproductora madura, mientras que el hombre crea millones por cada eyaculación.

- El espermatozoide es la única célula que hace su función fuera del cuerpo en el que se ha creado. Es muy sensible y se ve afectado por cambios ambientales, como la temperatura, los tóxicos, la nutrición y el estilo de vida.
- Es importante que el espermatozoide pueda fecundar el ovocito, pero también es fundamental la integridad del material genético que lleva ese espermatozoide.

3

CÓMO FOMENTAR LA FERTILIDAD NATURAL

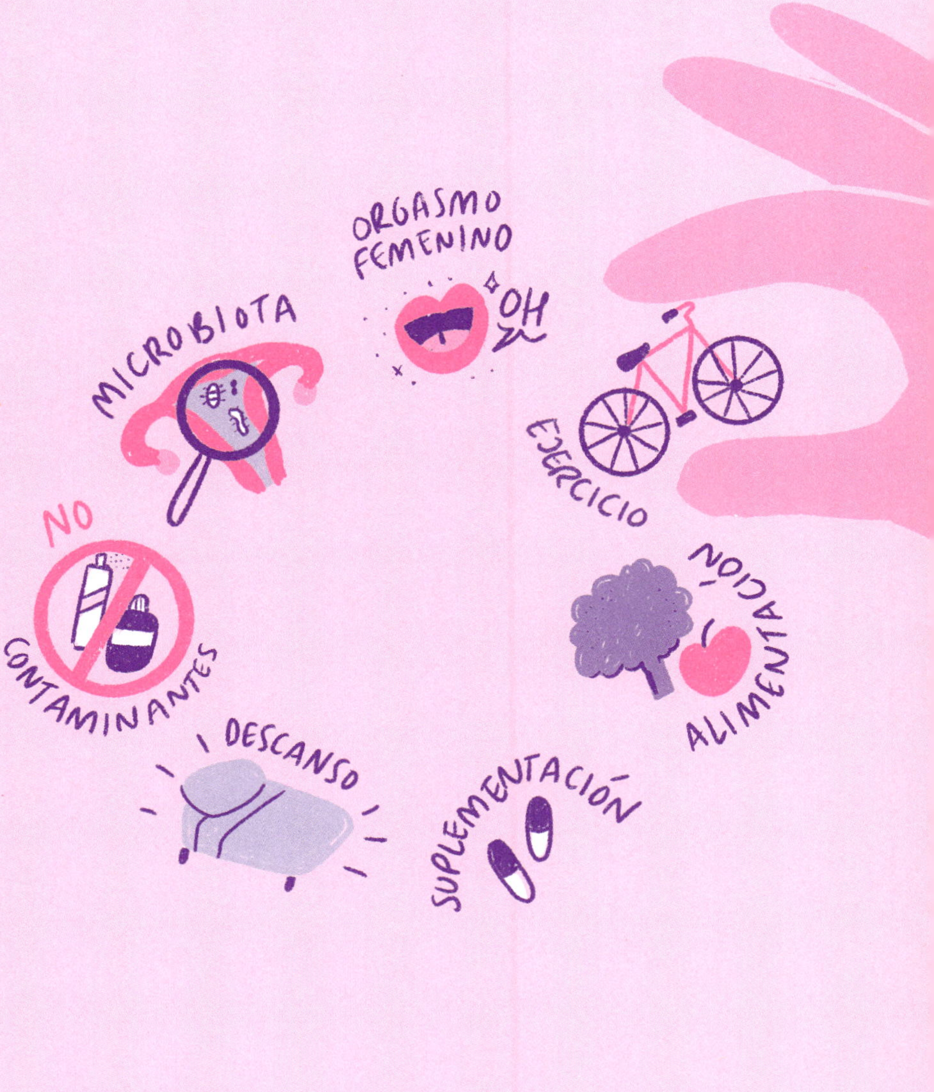

Hay varios aspectos que permiten mejorar, restablecer o potenciar la fertilidad de cada persona, y lo interesante es poder personalizar en cada caso. No obstante, en este capítulo trabajaremos sobre cuatro grandes pilares: la alimentación, la microbiota, el ejercicio y los contaminantes. Hablaremos de la importancia que tiene cada uno de ellos en la fertilidad y de qué cambios se pueden aplicar.

Asimismo, es importante saber que si se trabaja en uno de estos pilares, también se suelen potenciar o mejorar los demás. Por ejemplo, si haces cambios en tu alimentación, irremediablemente estarás modificando tu microbiota, y espero que también rebajando los contaminantes ambientales a los que te expones.

Se trata de cuatro pilares que, en general, todas las personas pueden revisar, adaptar y mejorar en cada momento de su vida. No obstante, hay otros frentes muy importantes, como serían la exposición a tóxicos como el alcohol y el tabaco, entre otros. Evidentemente, sería importante evitarlos antes de la búsqueda del embarazo, si bien aquí no los abordaremos por no ser comunes a toda la población en edad fértil. Te recomiendo que si este es tu caso, te lo replantees y te dejes ayudar por profesionales para potenciar tu salud general y reproductiva de forma personalizada.

LA ALIMENTACIÓN

La alimentación es uno de los frentes por los que se suele preguntar en la consulta. En general, muchas parejas piden con énfasis que les digas qué alimento hará que se embaracen. Han oído que van bien el aguacate, la piña o el kiwi; que ayudan ingerir alimentos sin gluten; que va bien tomar bebidas isotónicas, y un sinfín de comentarios similares. Incluso existe el mito de que si comes patatas fritas de una importante cadena de comida rápida, te embarazas, y eso seguro que no aporta nada positivo.

¿Existe la dieta de la fertilidad? Siento decirlo, pero no hay ningún alimento mágico. No existe ninguna fruta, verdura o elemento que dará un cambio radical a tu vida y hará que nos embaracemos. Sin embargo, sí que existe una tendencia de alimentación, de cocción, de pautas alimentarias que sí potencian la fertilidad, de modo que las personas con dietas más ricas en frutas, que ingieren menos comida rápida y bebidas azucaradas y que siguen una dieta baja en azúcares pueden reducir el tiempo hasta que logran el embarazo.[1]

Lo interesante de la alimentación es que es un área que está totalmente en tus manos. Hay otros ámbitos en los que no tenemos tanto «poder». En general, eres tú quien decide si comes o no comes un determinado alimento. Además, dado que comes varias veces al día, tienes muchos momentos para ejercer este poder sobre tu salud. Así que no depende tanto de qué alimento en concreto debemos comer, sino, en general, de qué debemos comer, cuándo y en qué formato. Por lo tanto, no existe un prototipo de menú semanal para embarazarse ni hay un alimento clave sin el que no hay gestación. Lo importante es personalizar la dieta según las características y los gustos de cada persona, así como en función de los alimentos de temporada y de la forma de cocinarlos.

Los cambios de hábitos alimentarios no se han de limitar a la época en que se está buscando el embarazo ni hacerse de golpe, sino que es mejor hacerlos de forma continuada y progresiva en general. O sea, es más conveniente respirar hondo y tomar aire para hacer una carrera de fondo que un *sprint*.

Si hacemos un cambio nutricional en formato *sprint*, es posible que rápidamente nos desgaste, que ya no queramos seguir; que si viene la regla, nos desanimemos y volvamos a las andadas. Es mucho mejor ir haciendo cambios semana a semana y afianzándolos. Ir ganando terreno y viendo aquello que nos funciona, aquello que nos resulta fácil de modificar y lo que no, para buscar alternativas o adaptaciones personalizadas.

Analiza tu alimentación

¿Qué había en el plato que te has comido hoy? ¿Era equilibrado? ¿Contenía fruta y verdura fresca, así como proteínas e hidratos? De lo contrario, ¿por qué no contenía estos alimentos?

Te propongo que cojas papel y lápiz, y apuntes, durante toda esta semana, todo aquello que comes. Una vez que haya transcurrido esta semana, podrás tener una visión más amplia de cómo es tu dieta.

A veces, hacemos mal solo una de las comidas, ya sea por trabajo, por falta de tiempo, porque comemos rápido de un táper, etcétera. O vemos que es una tónica de toda la semana, o solo del fin de semana. Lo interesante es que cada persona sea sincera consigo misma y vea, sin maquillajes y con perspectiva, qué está haciendo bien y qué no.

Si puedes detectar lo que haces bien y lo que no, ya tienes mucho ganado. Eso te permitirá hacer modificaciones, pasito a pasito, a modo de carrera de fondo. No queremos hacer un *sprint* y desgastarnos.

Ahora bien, si no detectas qué haces bien y qué haces mal, el registro de comidas que has hecho también es muy valioso, ya que con él puedes acudir a un profesional sanitario especializado en nutrición para que te ayude de forma personalizada. Con ese registro, ya tendrás mucho terreno ganado. Si por el momento no puedes acudir al especialista, ten en cuenta que hay muchas lecturas especializadas sobre nutrición y fertilidad que te pueden aportar ideas sobre planes nutricionales y recetas.

Piensa, además, que no solo estamos hablando de potenciar la fertilidad femenina y masculina, sino que, si todo va bien, pronto habrá una gestación y en breve, un bebé. Por lo tanto, todo aquello que mejores y los hábitos nutricionales que adquieras no solo te servirán para el momento de concebir, sino para una gestación y una crianza saludables.

La dieta por excelencia para mejorar la fertilidad es la dieta mediterránea.[2] Pero no solo eso, sino que tendrá que contener fruta y verdura de temporada, así como productos frescos, y se cocinará con cocciones sencillas (es decir, priorizando los alimentos hervidos, pasados por la plancha o hechos al horno frente a los cocidos, los fritos o las elaboraciones complejas). Ello se traduce en que si puedes comprar de forma continuada productos de proximidad, ecológicos y de temporada, ya tendrás bastante camino recorrido.

Por otro lado, sí hay alimentos que dañan activamente la fertilidad tanto de hombres como de mujeres indistintamente. Entre ellos encontramos todos los tipos de azúcares añadidos y el azúcar de mesa, las comidas rápidas, los productos ultraprocesados y ricos en grasas trans, así como las bebidas carbonatadas también ricas en azúcares. No te descubro nada nuevo, ¿verdad? Son aquellos alimentos que cuando los estamos comiendo, sabemos que lo estamos haciendo mal. Somos conscientes de que, por ejemplo, deberíamos cambiar esa bollería por un yogur y unas nueces, o por una pieza de fruta. Que deberíamos dejar esa comida rápida que viene en una cajita e ingerir en su lugar unas verduras frescas al vapor con arroz integral y pollo, por poner un ejemplo.

Si en tu menú semanal han aparecido muchos de estos alimentos nocivos, empieza a buscar alternativas. Inspírate en la dieta mediterránea, ya que es la que presenta más evidencias de sus efectos beneficiosos en la fertilidad.[3]

Es importante que sepas que, en general, en la consulta, nos encontramos más casos de personas en las que lo más relevante para potenciar la fertilidad es que dejen de comer ciertos alimentos en su día a día. O sea, que es sobre todo importante educarles en qué alimentos deben quitar de la dieta, más que pasar del notable al excelente en su dieta diaria.

Cafeína: ¿buena o mala?

Una duda muy habitual que surge en la consulta es si la cafeína puede ser nociva para la fertilidad, tanto femenina como masculina. Los datos recientes son contradictorios. Hasta hace poco, la cafeína parecía tener un papel negativo bastante activo en la fertilidad (y sobre todo en la masculina).[4,5,6] Sin embargo, no parece estar tan claro ni se comprende, por el momento, el mecanismo de acción exacto.

En cualquier caso, un buen consejo sería moderar la ingesta de cafeína, ya que reducir el consumo de este estimulante no será malo ni para la fertilidad ni para tu organismo en general. En cambio, un consumo elevado o excesivo de cafeína sí que puede ser perjudicial en varios aspectos.

En general, todos podemos mejorar nuestra alimentación, y solemos saber qué es aquello que estamos haciendo bien y aquello que podríamos mejorar. Sabemos si estamos en sobrepeso o por debajo del peso que nos correspondería. Ahora bien, en lo que respecta a la salud hormonal y a la fertilidad femenina, hay ciertos diagnósticos —fundamentalmente la endometriosis y el síndrome del ovario poliquístico— en los que la alimentación es clave. Puede ser esa nota que haga que todo suene diferente. La nutrición es una herramienta terapéutica que no se debe olvidar en estos casos. Si sufres alguno de estos trastornos, debes saber que con la alimentación tendrás la capacidad de mejorar o agravar de forma significativa la inflamación de tu cuerpo, el equilibrio hormonal y la oxidación, busques o no el embarazo, ya que no se trata de cuidar la alimentación de cara a un embarazo, sino para mejorar tu bienestar y salud general.

Vino a la consulta una paciente que siempre había tenido dolores de regla. Pero no solo dolores, sino punzadas incapacitantes que la llevaban directa a Urgencias, donde más de una vez le habían dicho que «solo era dolor de regla». Pasó por varios especialistas antes de que finalmente le diagnosticaran endometriosis y le dieran pautas para poder manejar esta patología.

Desde que tuvo por fin el diagnóstico y entendió la causa de sus horribles dolores, lo lleva mucho mejor. Hasta ha conocido datos sorprendentes, como que de un 5 a un 10 por ciento de las mujeres en edad reproductiva sufren endometriosis.[7] Se dio cuenta de que no estaba sola y de que, aunque la endometriosis aún tiene un origen incierto, es una patología que cada vez afecta a más mujeres en todo el mundo.[8]

Desde el área de ginecología le ofrecen un arsenal de opciones médicas, pero de entre las posibilidades que están en su mano, ella cree que una de las cosas que puede hacer para gestionarlo mejor es seguir las pautas nutricionales que le dio la especialista en nutrición. Es evidente que, en función de lo que come, se siente peor o no, y se siente aliviada de poder tener unas pautas personalizadas para conocer qué le va bien y qué no. Ella siempre recomienda a cualquier mujer con molestias menstruales que revise su dieta con la esperanza que, gracias al cambio, le vaya tan bien como a ella.

En este momento está buscando el embarazo junto a su pareja y, como sabe que con endometriosis no debía esperar a tener un consejo profesional personalizado, quería poder adaptar todas las pautas a este nuevo momento vital.

EL PESO CORPORAL

¿Existe un peso ideal para lograr el embarazo?

Al igual que no existe un alimento clave que haga posible la gestación, tampoco hay un número de kilos ideal o una cifra exacta en el cálculo del índice de masa corporal (IMC). Es más importante nuestra composición corporal y el estado de salud general que un número ideal.

La clave está en la moderación, en que el peso no sea ni mucho ni poco. Un IMC bajo se asocia a problemas importantes en el equilibrio metabólico y a desequilibrios hormonales, lo cual tiene consecuencias en el ciclo femenino, así como en la producción de esperma.[9] Además, cuando el cuerpo nota que no tiene suficiente energía en general, la reproducción es lo primero que descarta o amortigua, ya que es un lujo que no necesita para la supervivencia en ese momento en el que hay un descenso de los recursos energéticos.

Sin embargo, tampoco es bueno tener «energía» en forma de grasa en exceso, porque un IMC alto o un porcentaje de grasa corporal elevado también se correlacionan con problemas de fertilidad en hombres y en mujeres. Además, un IMC elevado también se asocia a peores resultados en los ciclos de reproducción asistida, así como a una mayor tasa de pérdida gestacional.[10, 11] Cuando no hay obesidad, en cambio, se observa una notable mejora del ciclo menstrual y de los parámetros de calidad espermática.

Así pues, ya ves que la clave se encuentra en el equilibrio. Si crees que no estás en ese punto, no tengas ningún reparo en someterte a un seguimiento personalizado por el bien de tu salud y tu fertilidad.

LA SUPLEMENTACIÓN

Trabajar con la suplementación es muy interesante, pero no lo es todo. Además, no tiene por qué ser mejor. La lista de suplementos puede ser muy larga: omegas, coenzima Q10, ácido fólico, vitamina D, vitamina B_{12}, vitamina C, zinc, yodo, magnesio, niacina, inositoles, biotina, selenio, melatonina, hierro, vitamina E, etcétera.

Antes de nada, debes saber que la suplementación ideal y universal no existe, que siempre hay que personalizarla e ir adaptándola. Quizás lo que te venía bien en un momento de la búsqueda del embarazo no te sirve en otra etapa y se tiene que modificar. Además, lo que le fue bien a tu hermana o a tu vecina no tiene por qué irte bien a ti, ni en la misma pauta ni en otra diferente.

Un hábito común de muchos pacientes que vienen a la consulta es preguntar por la suplementación que se necesita sin revisar los hábitos nutricionales o de ejercicio. O sea, de poco te servirá tener un pastillero bien organizado con toda la suplementación si no hacemos una buena planificación nutricional o si llevas una vida sedentaria. La suplementación es una ayuda, no una sustitución. Además, si estás en el proceso de búsqueda del embarazo y este no surge pronto, el hecho de tener ese pastillero atiborrado de suplementos puede provocarte frustración por no surtir efecto.

Desde mi punto de vista, es importante que todas las personas que estén buscando el embarazo, ya sean hombres o mujeres, puedan tener ese aporte extra de suplementos, eso sí, sin saltarse pasos previos ni dejándolo todo en manos de la suplementación. De cara a definir los suplementos que necesita cada persona, creo que es interesante que tengas en cuenta estos puntos:

- La suplementación debería prescribirse según tus características: edad, factores médicos o ginecológicos, tipo de dieta, etcétera.
- Lo ideal es que se pueda hacer un seguimiento mediante analíticas en vez de tomar suplementos por tomar. Debe poderse saber cuándo parar, incrementar la dosis o cambiar la suplementación.
- La prescripción y el seguimiento debe realizarlo un profesional especializado en fertilidad, sobre todo si nos dirigimos a

un proceso de reproducción asistida. Eso permite adaptar la suplementación a cada fase: estimulación, transferencia embrionaria, betaespera, etcétera. Las veremos en detalle en el capítulo 4.

LA MICROBIOTA

La microbiota es el conjunto de microorganismos que viven agrupados en una zona específica, ya sean hongos, virus, bacterias o levaduras. Por su parte, el microbioma son los genes de una microbiota concreta de una zona específica, como podría ser el microbioma vaginal, endometrial, intestinal, seminal, cutáneo, etcétera.

Las últimas investigaciones sobre infertilidad y reproducción asistida muestran datos más que sorprendentes sobre la relación entre la microbiota y la fertilidad tanto femenina como masculina, así como entre la microbiota y la posibilidad de llevar a término una gestación sana. Así pues, es cada vez más habitual desde hace unos años introducir el estudio de la microbiota y su tratamiento en parejas con infertilidad. En los próximos años, seguro que se introducirán pruebas y tratamientos cada vez más avanzados y de forma rutinaria. A día de hoy, en la consulta, les hablo de la microbiota, sino a todas, a casi todas las parejas, para que también trabajen la fertilidad desde este frente.

Sabías que...

A la microbiota femenina se le llama popularmente «flora vaginal», ya que en los primeros estudios con microscopia óptica se creía que esas formas que se observaban pertenecían al reino vegetal, y de ahí el nombre histórico de «flora vaginal».

¿Cómo se evalúa la microbiota?

Cuando en la consulta hablamos por primera vez de microbiota, se producen reacciones de todo tipo. Y la pregunta más usual es cómo se puede saber qué microbiota tenemos, cómo la podemos evaluar y qué se hace de forma rutinaria.

Te sonará que en las revisiones ginecológicas siempre se lleva a cabo de forma rutinaria una citología en la que, en parte, se evalúa la presencia de ciertos microorganismos, aunque no todos. Lo más usual hoy en día es que se realicen con un microscopio óptico convencional o mediante un cultivo en la típica placa de Petri, que permite ver qué microrganismos crecen. Sin embargo, desde hace unos años van ganando terreno las técnicas de biología molecular,[12] que, a pesar de ser estudios más costosos, permiten ver mucho más con respecto al microbioma de una zona. Así, no solo se limitan a la detección indirecta de un determinado microorganismo, sino que pasan a evaluar el ecosistema entero y sus relaciones. Desde mi punto de vista, alucinante es poco.

Es como si se estudiara un bosque con todas las especies que viven en él. ¿Vamos a mirar solamente si hay pinos u osos? Podríamos. O podríamos también ver todas las especies vegetales, todas las especies animales, todos los insectos, etcétera, y seríamos capaces de saber cómo están interactuando estas especies entre sí. Así descubriríamos que quizás si hay osos, no hay lobos, y que si hay pinos, no hay abetos. O todo lo contrario, que como está presente ese tipo de pino, también habrá del otro. Se trata, en definitiva, de un ecosistema.

Este ecosistema cambia a cada momento, dependiendo de la etapa de la vida, del momento del ciclo ovárico, de la alimentación o de quién sea nuestra pareja sexual. Evidentemente, también se verá influido por las infecciones y por cómo están nuestras mucosas y defensas. Por ello, cuando evaluamos la microbiota, estamos haciendo una foto de un momento concreto, y muchas veces tendremos que reevaluarla, ya que irá cambiando. No es como el cariotipo del que hablábamos antes, que será para toda la vida. Debemos pensar que en nuestro cuerpo hay más células de microorganismos que cohabitan con nosotros que células propias con tu ADN, o sea que, en realidad, eres una ciudad andante, un ecosistema que está en marcha por sí mismo.

Como comentábamos, podemos ir a buscar una especie concreta en un microbioma, pero también podemos observar a vista de pájaro y ver todo el mapa gracias a la biología molecular. De este modo podremos saber si está presente o no un determinado microorganismo, así como cuantificarlo. ¿Cuántos microorganismos hay de esta especie frente a la otra? ¿A cuánto estamos de tener un porcentaje mayor de bacterias «buenas» respecto a las oportunistas? ¿Hay presencia de patógenos?

A grandes rasgos, en los test de microbiota de una zona concreta del cuerpo se pueden obtener tres resultados:

1. Está todo bien. El hecho de que esté todo bien significa que no hay patógenos y que la microbiota que consideramos buena goza de buena salud y equilibrio.
2. Hay algún patógeno que, sin duda, se tiene que atacar o controlar. Uno de los típicos patógenos que nos podemos encontrar en la infertilidad es la clamidia.[13] Se trata de una infección por trasmisión sexual y podría ser que una persona esté infectada y no note ningún síntoma.
3. No hay un patógeno como tal, pero tampoco una microbiota buena, de modo que crecen los microorganismos oportunistas. En este supuesto, igual que en el caso de que haya un patógeno, nos encontraremos ante un caso de disbiosis, de desequilibrio de la microbiota, de sus especies, ya sea en número o en cantidad.

No olvidemos que nuestro cuerpo siempre está colonizado. Es decir, no somos un espacio inerte en el que tan solo habitan nuestras células. Siempre habrá microorganismos con nosotros. Siempre. Somos un «bioespacio». Y si en este espacio no hay microorganismos buenos, pues los habrá malos, o neutros, pero siempre habrá. La estrategia será siempre potenciar los microorganismos buenos para que nos protejan de los malos o no los dejen crecer, ya que no nos aportan ningún beneficio y a la larga pueden ser perniciosos.

Para que te hagas una idea, hasta no hace muchos años se pensaba que el útero era una cavidad estéril, o sea que allí no vivían microorganismos. Ahora se está viendo que esto no es así en absoluto, ya que existe en el útero un ecosistema rico y complejo que justo estamos empezando a estudiar y a entender. También estamos descifrando la relación de este ecosistema con la infertilidad y sus posibles tratamientos.

Microbiota y fertilidad

Llegados a este punto, dirás: «Vale, de acuerdo, la microbiota es todo un mundo y parece interesante, pero ¿hasta qué punto influye en mi fertilidad o en la de mi pareja?».

A continuación te presento algunos estudios recientes para que veas que la microbiota influye en la fertilidad tanto masculina como femenina. También tiene un efecto tanto en la fertilidad natural como en el éxito de la reproducción asistida, así como en el desarrollo del futuro bebé y en las posibles complicaciones durante el embarazo.

En lo que respecta a la salud femenina, algunos estudios presentan datos que relacionan la diversidad de la microbiota con la gravedad de los miomas o las adherencias uterinas, es decir, crecimientos no deseados dentro de la cavidad uterina o alrededor. Así, se ha descubierto que la microbiota es menos diversa cuanto más grave es la afectación de la cavidad uterina.[14] También se ha demostrado que hay un cambio en la composición del microbioma (es decir, una disbiosis) en varias alteraciones ginecológicas, como el síndrome de ovario poliquístico[15] o la endometriosis.[16,17]

En cuanto a la fertilidad natural, un interesante estudio publica que es posible que la microbiota vaginal rica en *Lactobacillus*, una bacteria que se considera buena, favorezca la inmovilización de los espermatozoides con defectos de movilidad o de morfología.[18] Eso funcionaría como una primera selección de espermatozoides viables.

Cada día se presenta una mayor cantidad de estudios con datos más robustos que corroboran que si la microbiota endometrial muestra algún desequilibrio, esto predice que va a fallar la implantación de los embriones en la reproducción asistida.[19, 20] Ten en cuenta que si un embrión no logra implantarse mediante técnicas de reproducción, tampoco lo hará de forma natural. Sin embargo, gracias a las técnicas disponibles, podemos demostrar que un embrión ha estado presente en el útero, una certeza que no se puede tener en el caso de la fertilidad natural.

También se ha evidenciado que las alteraciones de la microbiota del endometrio están relacionadas con la existencia de complicaciones durante el embarazo. No solo se trata de infecciones, sino también de reacciones inflamatorias de estructuras tanto maternas como del feto. Esto indica que existe una relación entre las infecciones endometriales y las pérdidas gestacionales o las complicaciones ginecológicas como la preeclampsia.[21, 22]

Por lo que respecta a la fertilidad masculina y la microbiota, los hombres no se quedan atrás, si bien es cierto que hay más interés en el estudio de la microbiota femenina que en la masculina en lo que respecta a la infertilidad. En los estudios disponibles se ha visto una correlación entre diferentes tipos de microbiota seminal y los parámetros de calidad espermática,[23] hallándose que a peor calidad espermática, peor microbiota.[24] Además, se ha descrito cómo algunas bacterias presentes en el semen se relacionan con peores parámetros en el seminograma; y no solo eso, sino que hay otras bacterias que se correlacionan positivamente y tienen un efecto protector.[25] Esto a su vez refuerza la idea de que los probióticos o los cambios que potencian una buena microbiota pueden a su vez potenciar una mejor calidad espermática.

Sin embargo, fíjate en que, en la gran mayoría de estos estudios, no está del todo claro el mecanismo de acción, es decir, por qué existe esta relación entre la microbiota y lo que se ha detectado. En general, tampoco está claro si la disbiosis es el resultado de la patología, o si la patología provoca la disbiosis. En cualquier caso, la microbiota no solo se presenta como una herramienta de diagnóstico, sino como una potente herramienta terapéutica.

Hoy en día se suelen estudiar tres tipos de microbiotas en relación con la fertilidad, y cada día son más asequibles este tipo de pruebas. Ahora bien, como habrás adivinado, la interpretación de estos resultados suele ser compleja, así como el abordaje terapéutico. Por ello, te recomiendo que si te haces cualquier test de disbiosis, dejes que un profesional de la fertilidad que esté formado en el tema interprete los resultados.

Básicamente, los test de microbiota que se realizan para estudiar la fertilidad son el test de disbiosis vaginal, el de disbiosis endometrial, el de disbiosis seminal y, en algunos casos, también el de disbiosis intestinal, ya que es en el intestino donde se orquestra gran parte del equilibrio del microbioma del cuerpo y de nuestro sistema inmunitario.

En el caso de los hombres está clarísimo que es ideal estudiar la microbiota directamente en el eyaculado. Sin embargo, en la mujer puede haber dudas entre estudiar la microbiota en la vagina o en el endometrio. En todo caso, lo que se ha visto es que la población de microorganismos es un *continuum* en el tracto y presenta ciertas diferencias, de modo que vale la pena personalizar para saber qué tipo de muestra es mejor en tu caso en concreto.

Lo ideal de tener un test de microbiota actualizado cuando buscas el embarazo es que descartas que haya algún patógeno que pueda interferir en tu fertilidad y pueda ser pernicioso durante la gestación. Además, si el test revela que no existe ningún patógeno, pero no tienes un buen ecosistema, puedes saber qué tipo exacto de microorganismo deberías tener y no tienes, y potenciar los cambios que favorezcan la presencia de esa especie o personalizar aún más el tipo de probiótico que necesitas en este momento concreto.

Tengas un test de microbiota o no, vamos a hablar de todo aquello que daña una buena microbiota reproductiva, así como todo aquello que favorece que tengas un buen ecosistema.

Hábitos que dañan activamente la microbiota femenina

Existen muchos mitos en torno a qué debemos hacer y qué no para favorecer la salud de nuestra microbiota genital y reproductiva. A continuación te explico por qué deberías evitar algunas tendencias en lo que a su cuidado se refiere.

Duchas vaginales

La vagina ya está limpia, así que no debe limpiarse. La idea de que la vagina es un espacio sucio es un concepto antiguo que estuvo de moda hace algunas generaciones.

Igual que no nos limpiamos específicamente el lagrimal, la tráquea o el recto, tampoco debemos limpiar la vagina. Si el término de «ducha vaginal» no te suena de nada, mucho mejor. Y si te suena, debes saber que es una práctica que, por suerte, ya se encuentra en desuso, porque daña en gran medida la barrera mucosa de la vagina donde habitan los lactobacilos. Estas bacterias deberían predominar en la microbiota femenina, ya que nos protegen no solo de oportunistas que aprovechan para crecer cuando no hay las bacterias «buenas», sino que también nos protegen activamente de los patógenos.

Abuso del jabón en los genitales

Muchas mujeres abusan del jabón en la zona genital y, además, utilizan jabones muy agresivos. Para empezar, no deberíamos utilizar el mismo jabón del cuerpo en la zona íntima porque son muy diferentes la piel y las necesidades de la vulva que las de los brazos, las axilas o el abdomen. Por lo tanto, si nos enjabonamos los genitales, mejor que sea con un producto específico.

Ahora bien, ¿deberíamos enjabonarnos la zona de la vulva o no? Desde mi punto de vista, no. Lo que deberíamos es limpiarnos con el agua que cae de la ducha. Una cosa es enjabonar la zona entre las ingles y los labios mayores —allí sí, ¡por supuesto!—, pero en el interior de la vulva es mejor usar solo agua.

En mi consulta he encontrado ya varios casos de disbiosis importantes en las que predominaban, en gran medida, bacterias oportunistas. Tras repetidos tratamientos con antibióticos y probióticos, no había manera de que la microbiota «buena» pudiera ganar terreno y desplazar a esas bacterias oportunistas. En estos casos, justo coincidía con que, como las pacientes sentían que estaban sucias u olían mal por culpa de estas bacterias indeseadas que habían crecido en exceso, se enjabonaban varias veces al día la zona vulvar con jabones fuertes y de forma energética. Así pues, era muy complicado que pudieran crecer los preciados lactobacilos.

Si este es tu caso, aparte de las recomendaciones para cuidar tu microbiota que te ofrezco en este libro, te recomiendo encarecidamente que hagas un seguimiento de tu microbiota con un profesional de la salud y le puedas «dar la vuelta» a tu microbioma vaginal.

Lubricantes

Los productos que se apliquen en la vagina deben ser los mínimos, ya que los estudios están demostrando que muchos de ellos pueden provocar inflamación de la mucosa y dañar la barrera de lactobacilos protectores.[26] No obstante, los lubricantes pueden ser a su vez un poderoso aliado cuando estamos buscando el embarazo y queremos facilitar las relaciones sexuales, así como potenciar el placer y el bienestar.

Cuando buscamos el embarazo, es mejor que los lubricantes no tengan una base de aceite, ya que, aparte de que podrían dañar la barrera de nuestra piel, los espermatozoides no pueden nadar en aceite. Serán mucho mejores los lubricantes elaborados a base de agua, ya que esta sí que es un medio conocido para nuestra piel y para los espermatozoides.

Muchos de los datos sobre el uso de lubricantes y sus posibles efectos perjudiciales para la fertilidad natural son contradictorios.[27] No obstante, yo te recomendaría que los utilices como un extra, para divertiros. Si los necesitas imperativamente porque, de lo contrario, no hay lubricación de ningún tipo, sería interesante revalorar tu higiene íntima, tu hidratación y tu alimentación, no vaya a ser que tu capa mucosa no esté produciendo lubricación por sí misma cuando estás aún en edad reproductiva.

Depilaciones extremas

En este caso, la idea no es abrir un debate sobre la estética o las modas íntimas. Lo importante es que la gente esté cómoda, feliz y segura con su cuerpo. No obstante, es primordial que conozcas la función del vello púbico, ya que no está ahí por azar, o por capricho, o para molestarte si es que no te gusta.

El vello público tiene una importante función mecánica, ya que protege esa piel tan sensible y fina. También cumple una función química que a veces se nos olvida: favorece unas condiciones de humedad y pH óptimas. ¿Óptimas para quién? Pues para tus mucosas y, evidentemente, para tus bacterias «buenas».

Es importante que sepas que si abusamos de las depilaciones agresivas en los labios mayores, cambiamos irremediablemente nuestras condiciones químicas y nuestra microbiota. Con esto no quiero decir que no te depiles si es lo que quieres. Lo ideal es que lo hagas de forma más ocasional que rutinaria y de la manera menos agresiva posible.

Varias mujeres en la consulta me han comentado que cuando están en un proceso de reproducción asistida, es cuando más se depilan, ya que deben hacer más visitas al ginecólogo y consideran que es más limpio ir sin vello. Aunque no te puedo presentar estudios concretos sobre la relación entre la tasa de implantación de embriones y la depilación, ya que no es un área que se esté estudiando, lo que sí puedo decir es que los ginecólogos no van a fijarse en tu vello, que no interfiere en su práctica profesional y que, si te depilas, hazlo porque tú quieres. No lo hagas por la visita al ginecólogo.

Ropa interior de tejidos sintéticos y tangas

La zona de la vulva debe transpirar, así que suele ser mala idea llevar ropa interior sintética[28] y muy ajustada al cuerpo. Además, ten en cuenta que este espacio de transpiración no solo abarca la vulva, sino también todo el suelo pélvico. Por ello, no deberíamos abusar de los tangas, ya que podrían interferir en el equilibrio de esta zona tan delicada, así como potenciar la transferencia de un microbioma de una zona a otra.

Por otra parte, igual que es interesante que elijas ropa interior que te permita transpirar, es mejor no llevar ropa exterior muy ajustada y de tejidos sintéticos, puesto que casi volveríamos a estar en el mismo punto. Así que es mejor dejar ese pantalón superajustado que crea su propio microclima para ocasiones especiales y que vayas cómoda si quieres potenciar la salud de tu suelo pélvico y tu microbioma.

Higiene menstrual con plásticos no transpirables

Seguramente, habrás notado que respetar la naturaleza de la vulva y tu zona íntima sin usar productos agresivos y sin cambiar en exceso el entorno es fundamental. Perfecto. Pero ahora resulta que entra en escena la menstruación.

En este caso, al igual que es recomendable no utilizar ropa interior sintética y muy ajustada, es mejor no utilizar material higiénico de plástico. Y menos si lleva, además, perfumes y colorantes. Tu vulva no necesita nada de eso, aunque sea lo más fácil de encontrar en los lineales de los supermercados. De todas maneras, verás que cada día hay más opciones orgánicas de algodón ecológico y con certificados. Esas sí son una buena opción.

Decálogo de los hábitos que potencian una buena microbiota

A continuación te presento un decálogo de aquello que sí puedes hacer desde ahora mismo para potenciar una buena microbiota genital y reproductiva.

Tomar alimentos con probióticos y prebióticos

Hay alimentos que contienen probióticos (microorganismos vivos) y alimentos que contienen prebióticos (que son, a su vez, alimentos para nuestras bacterias intestinales).

No hace tantos años se consumían más alimentos con probióticos, ya que era una manera de conservar más tiempo los alimentos. Estos probióticos poblaban y repoblaban de forma continua el intestino humano. Pero ahora que tenemos frigoríficos y congeladores, y podemos hacer la compra todo el año y de casi todos los tipos de productos, utilizamos menos fermentados y conservas en nuestra cocina diaria. Mi consejo es que procures introducir alimentos con diferentes cocciones y en distintos tipos de conservas, así como fermentados y encurtidos.

Por otra parte, en el plano nutricional, también puedes potenciar una buena microbiota ingiriendo alimentos que darán sustento nutricional a tus bacterias. Estos alimentos son los prebióticos, como pueden ser los alimentos ricos en fibra o en almidón resistente. La clave en los prebióticos está en tener una dieta muy variada. Si tomas un buen aporte de fibra y, además, esta es de orígenes diversos (es decir, no es siempre el mismo tipo de alimento), favorecerás una buena diversidad en tus bacterias intestinales, lo que a la vez influirá en tu salud microbiana general.

Evitar la depilación total

Idealmente, te propongo que los *looks* especiales los dejes para ocasiones especiales y que no formen parte de tu rutina. Una cosa es ir «arreglada» y otra distinta es ir totalmente depilada.

Asimismo, si te planteas una depilación definitiva como puede ser la láser, también te propongo que mantengas vello en tus labios mayores si acaso tienes dudas entre depilarte totalmente o dejar algunas zonas con pelo.

Llevar braguitas de algodón

Para el día a día, lo mejor es utilizar las bragas de algodón de toda la vida. Hoy en día existen braguitas de algodón más monas y modernas que las que se usaban antaño. Las hay de mil formas y diseños, así que seguro que encuentras tu estilo. Las braguitas sexis son para momentos sexis, no para tu día a día.

Lavarte con agua por el bien del suelo pélvico

Evita las limpiezas agresivas y que no utilizan productos específicos para la zona vulvar, ya que se llevarán consigo la capa mucosa y dejarán más reseca la zona. Lo mejor para tu suelo pélvico es usar solo agua.

Hidratarte por el bien de tu organismo y tus mucosas

Seguimos con el agua y su importancia. Si no nos hidratamos bien, nuestras mucosas no estarán bien hidratadas y, por lo tanto, no favoreceremos que exista un buen entorno para las bacterias buenas. Esto facilitará que crezcan bacterias oportunistas o patógenos. Así que hidrátate bien para que tus bacterias dispongan de un buen entorno en el que prosperar.

Usar probióticos si hay que tomar antibióticos

Los antibióticos atacan tanto a las bacterias que se quieren eliminar como a las buenas que es deseable conservar. Cada día es menos común que se receten antibióticos sin que se recomiende a su vez tomar probióticos, aunque lo cierto es que aún sigue siendo algo usual. Así pues, si te prescriben un antibiótico, pregunta a tu prescriptor o a los profesionales de la farmacia por aquellos probióticos que te ayudarán a mitigar los efectos indeseados de los antibióticos.

Realizar revisiones citológicas anuales

Ten tus revisiones de citología al día, no te saltes ni una. Así, si se puede detectar un desajuste en la revisión, lo puedes ir abordando.

De igual forma, si estás buscando el embarazo, es importante que tus revisiones ginecológicas estén al día. Aparte de detectar cualquier desequilibrio, cuando surja el embarazo, te preguntarán sobre tus últimas revisiones, ya que es un dato de salud importante.

Realizar cualquier tratamiento de la microbiota en pareja

Compartimos microbiota con aquellas personas con las que convivimos, lo cual se acentúa cuanto más íntima es la convivencia. Así que ten en cuenta que cualquier tratamiento de la microbiota urogenital de la pareja hay que abordarlo en pareja. Si hay que eliminar un patógeno, dependiendo del tipo que sea, el tratamiento será en paralelo entre tú y tu pareja, porque, de lo contrario, os lo iréis pasando entre los dos. Además, si uno de los dos presenta una buena microbiota, facilitará que el otro se encuentre en mejores condiciones, y viceversa.[29]

Usar productos de higiene menstrual de algodón orgánico y sin perfumes

Procura que tu higiene menstrual sea tan natural como tú. Te propongo que utilices materiales orgánicos en tu higiene íntima.

Cada día existen más opciones con algodón orgánico, si bien es cierto que el precio y la resistencia no son iguales que sus versiones de plástico. Verás que la sensación de utilizar material de algodón en tu zona íntima es muy agradable y dudo que, si lo pruebas, vuelvas al material de plástico.

Si te apetece empezar a buscar esta opción orgánica, también te recomiendo que pruebes varias marcas, ya sea de desechables como de tela, y encuentres tu favorita.

Mantener la higiene bucal al día

Este último consejo quizás te sorprenda... pero sí, la higiene bucal parece tener una influencia importante en la salud de las mucosas de todo el cuerpo, así como en la población microbiana. Además, como comentábamos, compartimos microbiota con nuestra pareja y también se comparte microbiota durante los besos y el sexo oral.

Algunos datos sorprendentes al respecto ponen de manifiesto que, por ejemplo, las mujeres con enfermedad periodontal tardaron más en concebir que las que presentaban una boca y unas encías sanas.[30] Además, en los hombres, también se relaciona la presencia de caries con peores valores en el seminograma, que se recuperan tras el tratamiento de estas dolencias e infecciones bucales.[31]

EL ORGASMO FEMENINO

Siempre me ha sorprendido que no se tenga en cuenta la relación entre el orgasmo femenino y la fertilidad. De alguna manera, siempre lo he vivido como un todo y me cuesta pensar que se trate realmente de factores independientes. Todo lo contrario.

El orgasmo femenino ha sido el gran olvidado, el no estudiado, el que está allí y, si no lo está, no pasa nada, pues todo funciona igual. La razón es que quizás hasta hace poco se consideraba que el orgasmo femenino no existía (aunque evidentemente allí estaba), o bien se creía que el placer femenino era secundario, o bien la medicina la han dirigido en su mayoría hombres.

Fíjate en que, antiguamente, se consideraba la vagina como un recubrimiento para dar placer al pene y depositar el esperma, casi como un accesorio complementario a la sexualidad masculina.[32] Cada cual que lo sienta como prefiera, pero desde luego que la vagina es mucho más que un recubrimiento para el pene y un elemento anatómico para menstruar. Aun así, los estudios de los genitales masculinos y los de los genitales femeninos han estado muy pero que muy descompensados.

Aunque no se le haga mucho caso al orgasmo como herramienta para potenciar la fertilidad femenina, creo que vale la pena que reflexionemos sobre ello. Sí que es cierto que, desde el punto de vista anatómico, la vagina experimenta una serie de cambios durante el orgasmo que permiten que su parte más profunda se ensanche y eso facilita que se deposite allí el eyaculado y que los espermatozoides asciendan hasta el cérvix, como ya hemos explicado. Sin embargo, eso obligaría de alguna manera a que el orgasmo femenino sucediera después que el masculino o, como mínimo, simultáneamente, y pocas veces sucede así.

Si lo analizamos desde un punto de vista más microscópico, creo que los orgasmos en sí pueden favorecer que los espermatozoides que están en el cérvix o los que van subiendo por la cavidad uterina tengan una ventaja, ya que pueden recorrer más rápido este trayecto gracias a las contracciones uterinas que se dan durante el orgasmo. Visto así, fíjate que la fertilidad puede abarcar más de un solo día, ya que es posible que el coito del miércoles facilite que un espermatozoide del coito del lunes llegue y fecunde el ovocito que se ha ovulado el jueves; eso puede llevar a pensar erróneamente que el embarazo se ha producido con el coito del miércoles.

Puede parecer un poco lioso, lo sé. Pero lo que quiero es que veamos el orgasmo como una dinámica del suelo pélvico que nos hace más fértiles más allá de un solo coito o de un solo orgasmo. En un estudio publicado en el que se registraron más de dos mil quinientos ciclos ovulatorios de más de quinientas mujeres sin subfertilidad conocida (o sea, sin problemas de fertilidad), se concluyó que los ciclos ovulatorios son menos óptimos cuando no hay relaciones sexuales. Más concretamente: en los ciclos que no se registró ninguna actividad sexual de ningún tipo, las fases lúteas fueron más cortas (de menos de diez días), ocurrieron más manchados y hubo un mínimo de dos días menos de moco cervical fértil que en los ciclos en los que estas mujeres sí tenían actividad sexual. Esto pone de manifiesto que la actividad sexual tiene una influencia en parámetros que consideramos buenos indicadores de ciclo ovárico fértil.[33]

Me encantaría encontrar más artículos rigurosos sobre cómo la frecuencia de los orgasmos se relaciona o no con una buena salud menstrual, con menos dolor durante la menstruación, así como con menos síndrome premenstrual y espero que, en el futuro, la investigación científica tenga en cuenta el orgasmo como una variable importante en los estudios en los que pueda tener una relevancia, desde salud mental al bienestar del suelo pélvico, la salud menstrual, etc. Es muy posible que los orgasmos sean un excelente ejercicio para tu suelo pélvico, para fortalecer toda la muscula del aparato reproductor y para potenciar un buen riego sanguíneo.

Yo animo a mis pacientes que están buscando el embarazo de forma natural a que tengan orgasmos de forma periódica, ya sea acompañadas o solas. No sabemos hasta qué punto los orgasmos nos pueden ayudar, y a la vista está que daño no nos hacen. Una buena amiga que es especialista en fisioterapia de suelo pélvico propone tener un orgasmo al día, aunque yo, personalmente, creo que es un objetivo muy difícil de cumplir. A ver si tú puedes.

Si se está en un proceso de reproducción asistida, la cosa cambia. Si te estás sometiendo a una estimulación ovárica (que, como contaba en la introducción, se trata literalmente de estimular el crecimiento de los folículos que contienen los óvulos dentro de los ovarios), es mejor que en ese momento no tengas orgasmos. Tampoco en el caso de que te hayan transferido un embrión y, además, estés con la mediación vaginal. Pero si, por ejemplo, te estás preparando para la transferencia embrionaria de un embrión congelado, entonces ¡claro que sí puedes tener orgasmos! No te apures si estos procedimientos aún no te suenan de nada. En el capítulo de reproducción asistida te los explicaré para que tengas toda la información y las claves, vayas o no vayas a recurrir a estas técnicas. Estos métodos son el pan de cada día de centenares de clínicas y profesionales y de miles de pacientes.

EL EJERCICIO FÍSICO

De los centenares de mujeres y parejas que he visitado en consulta, muy pero que muy pocos presentaban un buen estado físico. La gran mayoría a causa de un sedentarismo profundo y normalizado, y otros muchos porque se pasaban de largo.

En lo que respecta a la fertilidad, no es bueno ni tanto ni tan poco. Ni tanto ejercicio físico que nos deje hasta sin regla, como varios casos que he tenido, ni tan poco.

El hecho de no hacer ejercicio no solo influye en tu salud muscular y en tu suelo pélvico, sino que tiene implicaciones en absolutamente todo: tu salud metabólica, tu salud hormonal, tu salud mental... No hay excusas para no hacer ejercicio. Y si hay alguna característica médica que argumente que no se haga ejercicio, seguro que también hay adaptaciones al ejercicio que cada persona puede realizar.

En el terreno de la fertilidad, hacer ejercicio tiene dos focos: en primer lugar, la propia fertilidad, evidentemente. La salud hormonal de hombres y mujeres y la calidad de sus células reproductivas están totalmente relacionadas con el estilo de vida y la ausencia de sedentarismo. En segundo lugar, no solo se trata de embarazarnos, sino que después debemos tener un embarazo lo más saludable posible. La práctica de ejercicio físico o haber hecho ejercicio antes de la concepción también ayuda durante este periodo tan exigente físicamente.

Andar media hora al día no es suficiente

Andar es una práctica muy interesante para nuestro organismo, pero defender que andar media hora al día es hacer ejercicio me parece un poco vago.

En la consulta, cuando pregunto sobre los hábitos de actividad física, me suelen responder que van andando al trabajo o que vuelven en bici, y cuando indago más, veo que, en general, lo que hacen es andar una media hora al día por término medio.

Evidentemente, no digo que dejen de hacerlo, sino todo lo contrario: hay que hacer más ejercicio. Andar media hora al día no te prepara para un embarazo ni es un buen ejercicio para mantenerte sano todos los años de vida que te quedan.

En breve te propondré un reto diario y un reto semanal con relación al ejercicio, pero mientras ve pensando realmente en cuánto ejercicio haces tú al día y a la semana, de qué tipo es y cómo crees que se podría modificar en el caso de que hayas visto que podría ser mejorable.

Y para que te vayas animando, te voy a poner algunos ejemplos de cómo el ejercicio mejora la fertilidad. En las mujeres, la actividad física favorece la ovulación y el ciclo menstrual. Varios estudios han demostrado los beneficios del ejercicio en la ovulación y, por lo tanto, en la salud del ciclo ovárico. En un estudio de grupos se demostró que más de una hora de ejercicio vigoroso al día podía provocar problemas de ovulación, pero, por el contrario, entre treinta minutos y una hora de ejercicio vigoroso al día se asociaban a una reducción del riesgo de presentar problemas de infertilidad por anovulación,[34] o sea, por no ovular y liberar el óvulo maduro.

Por otra parte, las mitocondrias, esas organelas que habitan en el interior de nuestras células y generan la energía que necesita la célula, están fuertemente relacionadas con nuestra capacidad energética y antioxidante. Recientemente se ha descrito el importante papel de las mitocondrias en la fertilidad femenina y en las tasas de reproducción asistida. Se ha visto que dan más potencia al ovocito que va a ser fecundado[35] y permiten que el espermatozoide tenga una mayor capacidad metabólica, tanto en lo que respecta a su movimiento como a su capacitación, su baja oxidación o su capacidad de fecundar.[36] ¿Y cómo podemos potenciar la cantidad y calidad de estas mitocondrias? La respuesta no te va a sorprender: con el ejercicio físico.[37]

Evidentemente, realizar actividad física también permite controlar que el peso corporal sea óptimo y estable. Pero no solo se mantiene óptimo el peso, sino también la composición corporal. Además, se consigue un buen tejido muscular que a su vez colabora en el metabolismo energético de nuestro organismo y la regulación endocrina (hormonal).

Sin embargo, esto no acaba aquí. El ejercicio físico es ideal para la salud mental y para la secreción de hormonas que alivian el dolor y el estrés. Es más, también se ha demostrado que con solamente un mes de ejercicio se puede mitigar tanto el dolor menstrual como el riesgo de concurrencia y gravedad del síndrome premenstrual. A este respecto se ha descrito que tanto el ejercicio aeróbico como el ejercicio basado en el yoga ofrece beneficios, presentándose incluso mayores beneficios a la hora de mitigar el síndrome premenstrual si se realizan ejercicios de yoga.[38]

Con este sinfín de beneficios y otros muchos que no se han mencionado, roza lo absurdo enfurruñarnos con otros frentes sin revisar nuestros hábitos de ejercicio, adaptado siempre a cada caso, persona y gustos. No es cuestión de ponerte a hacer yoga si no te gusta, ni apuntarte a un equipo de baloncesto si no es lo tuyo. Pero entre todo el abanico de opciones, estoy segurísima de que hay una práctica física que te gusta o te puede gustar.

Como sucede con el resto de hábitos, no podemos pretender hacer ejercicio físico de forma excelente siempre, cada día y cada semana. Quizás después de leer esta parte del capítulo ya hayas salido a andar o a correr, hayas echado un ojo a los gimnasios de la zona, hayas buscado un grupo de yoga o te hayas puesto a practicar ejercicios para el suelo pélvico.

Es mejor ir haciendo cambios y afianzarlos que comerte el mundo de golpe. Recuerda que embarazarse puede ser un proyecto a medio plazo, así que no vale la pena hacer de golpe todo el ejercicio que no has hecho en los últimos años. De hecho, podría ser bastante contraproducente. Así que te propongo un reto para que lo adaptes a lo que venías haciendo. Si lo necesitas, contacta con un profesional del deporte para que te acompañe en este proceso.

Reto diario

Te propongo que te pongas un contador de pasos en el móvil o que uses el de tu reloj, y que cada día andes como mínimo 8.000 pasos. Si ves que cumples este objetivo de 8.000 pasos diarios, ¿podrías hacer que estos pasos fueran vigorosos? Es decir, que te falte un poco el aliento, como si fueras deprisa porque pierdes el autobús. En caso afirmativo, ¿puedes aumentar de 8.000 a 10.000 pasos?

Reto semanal

Cada semana te propongo dos retos. Sería ideal si pudieras hacer un par de horas de ejercicio funcional, ya sea con una entrenadora, con unos vídeos dirigidos, a tu aire en el gimnasio, con tus amigas... Lo que quieras, pero que sea ejercicio general y tonificante, ya sea una actividad funcional o un tipo de yoga cañero que a ti te pegue.

El otro reto semanal es que no dejes pasar una semana sin tener como mínimo un orgasmo, idealmente entre dos y tres.

Yo soy de esas personas que consideran que el ejercicio es muy importante, pero, por mí misma, yo sola, no consigo ponerme a hacer deporte. Encuentro miles de cosas por hacer y artículos que leer antes de ponerme a ello. Sin embargo, el primer reto diario lo tengo cubierto gracias a mi amiga peluda de cuatro patas, con la que ando mis diez mil pasos todos los días.

A mí, personalmente, estar apuntada al gimnasio no me funcionaba, porque pagaba la cuota y no iba. Lo que me funcionó fue ir con un grupo de gente y una entrenadora personal, que me corregía las posturas y ponía retos semana a semana. Cuando estuve en el proceso de estimulación ovárica, la entrenadora adaptó la intensidad y el tipo de ejercicio al proceso de congelación de los óvulos según le iba contando cómo avanzaba.

Ahora, durante el embarazo, también voy adaptando el tipo de ejercicio funcional con una entrenadora especializada en embarazo. Posteriormente lo haré también en el posparto. Lo importante es que encuentres lo que te va bien a ti. A mí, claramente, me va el compromiso con otra gente y el entreno colectivo porque así no me lo salto y lo disfruto.

EL DESCANSO

Comer bien, hacer ejercicio y cuidar tu microbiota está genial, pero de poco sirve si no descansas bien. Por desgracia, no se trata de hacer bien una cosa y dejar las otras al margen, sino que tenemos que tocar todas las teclas.

Según un artículo publicado por la OMS basado en más de 40.000 sujetos, más del 16 por ciento de la población estudiada presentaba problemas con el sueño y su calidad, los cuales eran más prevalentes en las mujeres.[39] De hecho, si nos fijamos solo en la población española, un 20 por ciento sufre insomnio tres o más noches a la semana, con una prevalencia del 23,9 por ciento entre las mujeres frente al 17,6 por ciento en los hombres.[40]

No dormir correctamente puede afectar a varios aspectos de tu salud, tanto física como mental. ¡Cómo no!, también puede influir en la fertilidad, que, como has visto, es un aspecto de la vida humana muy sensible a las variaciones y los cambios.

Hay varios estudios sobre la relación entre el sueño y la fertilidad, aunque no se conoce correctamente el mecanismo de acción y algunas investigaciones dan resultados contradictorios o no conclusivos. Al parecer, la deprivación del sueño puede afectar a los niveles de testosterona en los hombres,[41] así como a los niveles de FSH[42] en las mujeres, y no se descartan desajustes importantes en otras hormonas sexuales, así como en el metabolismo y en el sistema endocrino.

Lo que está claro es que quizás no podemos determinar con exactitud y de forma personalizada qué es lo que ganas tú al dormir más y mejor, y cómo eso va a potenciar tu fertilidad. Pero lo que sí podemos decir claramente es que el hecho de dormir bien tendrá efectos positivos en todas las áreas de tu vida.

Entonces, si dormir es tan importante, ¿por qué el *prime time* de la televisión en España está alrededor de las 22:35 horas? El *prime time* es el momento de máxima audiencia en la televisión, el horario estelar. Desde mi punto de vista, el horario estelar de la televisión va directamente en contra de la salud general y reproductiva. Esta hora estelar debería traducirse en aquella hora en la que si no estás ya en la cama, te estás preparando para irte a dormir, siendo un momento de relajación. Además, me atrevería a afirmar que, muy posiblemente, se tendrían más relaciones sexuales de las existentes si apagáramos más la televisión. De hecho, en 1966 hubo un importante apagón en la costa este de Estados Unidos y dejó a miles de personas sin luz durante catorce horas. Se estima que unos meses después hubo un importante incremento en los nacimientos.

La comunicación, la intimidad y la sexualidad son fundamentales para la pareja y para la fertilidad. Por lo tanto, debemos intentar que ninguna pantalla o ninguna plataforma de *streaming* o programa televisivo nos quite eso.

LOS CONTAMINANTES AMBIENTALES

Cada vez es más conocido que los tóxicos ambientales afectan directamente a la fertilidad. Ya no es un mito o una superstición. La vida moderna nos expone a nuevas moléculas que nunca antes habían existido y que tienen un posible papel biológico. Estas sustancias que entran en nuestro organismo no son inertes, sino que tienen una acción biológica que, en muchos casos, aún no conocemos o no podemos cuantificar.

¿Y cómo entran? Pues por todas las vías posibles. Pensar que nuestro cuerpo es un organismo estanco es un error, ya que estamos en constante comunicación con el medio. Por ello, las moléculas contaminantes o de síntesis moderna entran en nuestro cuerpo por la piel, por las vías respiratorias o por el tracto digestivo.

Cuando estas moléculas contaminantes entran en nuestro cuerpo e interaccionan con nuestro sistema endocrino u hormonal, las llamamos «disruptores endocrinos». ¿Y qué harán estos disruptores en nuestro cuerpo? Pues, como el mismo nombre indica, provocarán que algo no vaya como es debido, ya que imitan de alguna manera la forma de nuestras hormonas, pero sin ejercer la misma acción. O sea, que pueden, por ejemplo, bloquear un transportador y hacer que esté ocupado cuando una hormonal real lo necesite. O pueden bloquear de forma total o parcial un receptor de una hormona en la célula, lo cual hará que se dé o no se dé una respuesta, o que la respuesta sea exagerada. En conclusión, los disruptores endocrinos se parecen a nuestras hormonas y hacen que nuestro cuerpo no funcione bien.

Una vez que se acepta que los disruptores endocrinos existen, tal vez creamos que estamos expuestos a muy pocos. Pues nada más lejos de la realidad porque hay disruptores en casi todo: en la comida, en la ropa, en el aire, en los productos de higiene, etcétera. Lo importante es que lo sepas y puedas minimizar tu exposición a ellos siempre. Pero en el caso de que estés buscando el embarazo, preparando un tratamiento de fertilidad, en medio del embarazo o de la lactancia, o si hay un niño en casa, deberás tener especial precaución, ya que son momentos clave en los que hay que evitar la exposición excesiva.

A continuación te explico más acerca de los pesticidas, los plásticos y los conservantes para que te hagas una idea de los tipos de contaminantes. Después exploramos qué puedes hacer para minimizar la exposición a estos contaminantes.

Herbicidas y pesticidas

Durante el siglo pasado se utilizaron multitud de herbicidas y pesticidas para controlar principalmente los mosquitos. El problema fue básicamente que muchos de ellos no solo son pesticidas que afectan a los insectos que se quieren eliminar, sino que matan a todos los organismos, es decir, son biocidas. Además, tienen un tiempo de vida largo y entran en la cadena alimentaria y se acumulan en nuestros tejidos.

Se ha descrito de forma clara que la exposición a pesticidas daña la calidad del esperma.[43] De hecho, esta relación es fácil de estudiar en los hombres, porque obtener la muestra es relativamente sencillo, pero en las mujeres es más difícil de cuantificar. Los resultados indican que los pesticidas no solo afectan a la fertilidad, sino que también provocan malformaciones fetales cuando por fin surge el embarazo, e incrementan la incidencia de cáncer de mama,[44] entre otros.

Un caso notorio es el pesticida DDT (dicloro-difenil-tricloroetano), cuyo uso se prohibió ya hace décadas. Sin embargo, a día de hoy se sigue encontrando en placentas y leches maternas de madres actuales, de modo que su efecto pasa de generación en generación y es bioacumulativo (es decir, que esta molécula se acumula en el cuerpo, aumentando su concentración a medida que estamos expuestos a ella, ya que no la podemos degradar o expulsar de nuestro organismo con facilidad).

De hecho, en el caso de mujeres embarazadas de fetos femeninos expuestas a DDT, estas niñas que nacerán tendrán un riesgo cuatro veces mayor de sufrir un cáncer de mama que las niñas cuyas madres no estuvieron expuestas a este tóxico.[45] Pero la cosa no solo queda aquí, sino que estudios recientes ponen de manifiesto que la exposición a contaminantes ambientales de este tipo reduce el tamaño de los ovarios en la futura generación e incrementa la infertilidad femenina.[46]

¿Dónde se puede encontrar DDT?

Aunque su utilización está regulada en la mayoría de los países, o prohibida como en el caso de España desde la década de 1970, estamos expuestos a DDT usado como pesticida alimentario en muchos alimentos, frutas, verduras, carne y pescado, así como en aguas y ríos. A día de hoy, el cien por cien de las muestras de la población española presentan DDT en su organismo.

Plásticos como el bisfenol A

Los plásticos entraron en nuestra vida diaria en el siglo pasado y, desde entonces, la industria ha generado muchísimos tipos de plásticos y envases con distintas propiedades físicas. Hay tal cantidad de plástico en el medio ambiente que incluso hay islas artificiales en el océano donde se acumulan kilogramos y kilogramos de residuos plásticos. Son las islas de la vergüenza. La isla más grande se encuentra en el Pacífico y tiene una superficie de 1,8 millones de kilómetros cuadrados, más del doble que el gran estado de Texas en Estados Unidos; se empezó a crear hace sesenta años. Además, esto solo es la superficie visible, ya que se estima que un 70 por ciento de los residuos de esta isla no son visibles en esa superficie. Esto, evidentemente, tiene importantes efectos en el medio mediante, así como en nuestra salud, y parece ser uno de los grandes focos por los que la fertilidad general está descendiendo tanto, tan rápidamente y de manera tan global.

Hay varios tipos de plásticos, así que hay que estudiar detenidamente cada uno de ellos para conocer su relación con la fertilidad, qué puede causar y a partir de qué dosis. Uno de los plásticos que quizás más te suene es el bisfenol A. Esta sustancia se usa en bolsas, recubrimientos alimentarios, latas, botellas de bebida, etcétera. Su utilización se encuentra muy extendida.

Los primeros estudios sobre la relación entre el bisfenol A y la salud reproductiva femenina están demostrando que las mujeres con infertilidad muestran niveles más elevados de esta molécula en su organismo.[47] Además, la presencia de esta molécula se considera el origen o el elemento potenciador de la endometriosis,[48] una patología inflamatoria crónica que se caracteriza por la implantación y el crecimiento de tejido endometrial fuera de la cavidad uterina.

Por lo que respecta a los hombres, también se está validando el hecho de que la exposición al bisfenol A puede provocar cambios en la expresión genética de los espermatozoides,[49] aunque se desconocen los mecanismos que lo posibilitan.

Hoy en día se está estudiando la producción de plásticos a base de vegetales y productos obtenidos gracias a algas marinas, para que puedan ser biodegradables.

¿Dónde se puede encontrar bisfenol A?

Sobre todo en el plástico que está en contacto con los alimentos. Además, si calentamos o dañamos este plástico, es más fácil que el contenido de bisfenol A migre al alimento y lo ingieras.

Conservantes como parabenos y ftalatos

Hay varios tipos de conservantes, y muchos de ellos son compuestos químicos sintéticos que actúan como disruptores endocrinos. Puede que los más populares de la lista y los que quizás más te suenen sean los parabenos y los ftalatos.

Los parabenos y los ftalatos se utilizan ampliamente en el mundo de la cosmética y la higiene personal porque mantienen el producto en óptimas condiciones de conservación y le dan a la vez fluidez. Se pueden encontrar en champús, esmaltes de uñas, cremas de todo tipo, lacas y espumas para el pelo, etcétera.

Hay muchos tipos de parabenos y ftalatos, que figuran en la lista de ingredientes de los productos con nombres muy estrambóticos. Los identificarás porque habrá un nombre raro y muy largo, terminado con el sufijo *-paraben* o *-ftalat*. Eso quiere decir que ese producto lleva ese tipo de parabeno o ftalato, y puede contener más de uno de cada uno de ellos.

En lo que respecta a la fertilidad masculina, las concentraciones de ciertos ftalatos presentes en el líquido seminal se han relacionado con un mayor descenso del volumen seminal, de la motilidad, de la viabilidad de los espermatozoides y de las alteraciones morfológicas en hombres que están en un proceso de búsqueda del embarazo.[50] Claro está que, en el líquido seminal, no tendría que haber directamente ningún tipo de disruptor endocrino.

Por lo que respecta a la fertilidad femenina, la presencia de estas moléculas en el organismo femenino se ha asociado a un menor recuento de folículos antrales, lo cual se traduce en una reducción de la capacidad fértil.[51] También se ha relacionado con varias alteraciones durante la gestación, como serían el parto prematuro o la restricción del crecimiento en el útero materno, entre otros.[52] Es importante recalcar que, hoy en día, el 99 por ciento de las muestras urinarias de mujeres embarazadas presentan ftalatos.[53]

Aparte de estos ejemplos, hay muchos más disruptores endocrinos, desde siliconas a metales pesados, retardantes de llamas, ciertos agentes antimicrobianos, dioxinas, polución ambiental y muchos otros. La lista es larga. Como decía Paracelso, el médico alquimista, «todo es veneno y nada es veneno, solo la dosis hace el veneno».

Practica el principio de precaución

Seguramente, llegada esta parte del libro, tienes los pelos de punta y estás pensando en irte a vivir a la montaña como un ermitaño para así exponerte lo mínimo posible a los contaminantes. O has entrado en un estado de hiperactividad y estás revisando todas las etiquetas de los productos de tu casa.

Cabe reconocer que varios de estos productos han potenciado tener cosechas más abundantes y conservar mejor muchos productos, entre miles de otras ventajas. Además, el plástico ha potenciado el desarrollo y la industria modernos, y es necesario en muchísimas áreas, desde la medicina al ordenador que estoy utilizando para escribir estas palabras. El problema en este momento es que hay pocas alternativas sin plásticos en el mercado, aunque cada vez surgen más.

El quid de la cuestión es la dosis y la combinación de estos productos porque quizás se estudia la exposición a un solo tóxico de forma aislada, pero en realidad estamos expuestos a cientos de miles de tóxicos. El problema no es solo esa botella de agua de plástico que está validada, sino que es la botella más la polución ambiental, más la laca de uñas, más el táper de plástico, más la lata de conserva, más el pesticida, y así sucesivamente. Así se genera un coctel difícil de manejar para nuestro organismo.

En ética y en biomedicina hablamos del principio de precaución, que postula que si no conocemos exactamente el riesgo pernicioso de un determinado elemento, es mejor abstenerse de su uso o mantener una cierta cautela al usarlo. Esto es lo que muy probablemente no ha pasado con el uso de los disruptores endocrinos.

Por suerte, tú puedes hacer muchas más cosas de las que imaginas. A continuación te ofrezco un decálogo de todo aquello que puedes ir poniendo en práctica. Son una serie de recomendaciones que siempre hago a mis pacientes. Te sugiero que no hagas todos los cambios de golpe, o te resultará una locura difícil de manejar. Siempre propongo hacer un cambio por semana, para así ir explorando diferentes productos, ver si te gustan, encontrar dónde comprarlos, etcétera.

Consejos para minimizar la exposición a disruptores endocrinos

Consume productos de proximidad, de cultivo ecológico y de temporada

Procura comprar siempre productos que cumplan estas tres condiciones: que sean productos de proximidad, de cultivo ecológico y de temporada. Una vez que los tengas en casa, límpialos concienzudamente. Si adquieres productos que vienen de países lejanos, no solo contaminarán más por el hecho de haber sido transportados desde lejos, sino que normalmente llevarán más conservantes, herbicidas y pesticidas, tanto por ley como para poder viajar con sus cualidades intactas.

En este caso, está claro que lo ideal es que nuestra cocina se adapte a las estaciones. No todos los productos deben estar disponibles todo el año, así que asúmelo como un reto y hasta te parecerá un juego.

Reduce el uso de alimentos envasados

Vigila qué envases llevan los alimentos que compras y cuáles usas para almacenar alimentos en casa. Lo ideal sería poder comprar productos a granel, que no hayan sido manipulados ni envasados, para así reducir la exposición a los envases, a la vez que se generan menos residuos. No obstante, si adquieres alimentos envasados, es mejor que sea en envases inertes como el cristal que en envases tipo lata. Cuando almacenes productos en casa, lo mismo: procura evitar los plásticos y aluminios, y guarda los productos en envases de cristal.

Cabe siempre tener en cuenta que, por mucho cristal que utilicemos, siempre suele haber un poco de plástico con potencial de ser un disruptor endocrino, ya sea en la tapa o en algún cierre.

Evita los disruptores endocrinos en el material de cocina

Llegas a casa con tus productos de proximidad y sin envases de plástico, perfecto. ¡Ahora toca cocinar! Y es que entre los utensilios de cocina también tenemos posibles focos de exposición a los disruptores endocrinos.

Si tus sartenes y ollas son viejas y están ralladas, sin duda es un buen momento para cambiarlas, sobre todo ahora que cada día hay más versiones de estos utensilios libres de biotóxicos. Si quieres ir cambiando estos utensilios, respira hondo, ve a un sitio especializado, escucha y pregunta atentamente, y —por qué no decirlo— prepara la cartera. Las opciones de sartenes y ollas menos perjudiciales suelen ser también las más costosas, pero son una excelente inversión.

Sin embargo, no todo gira en torno a un mayor desembolso económico en los utensilios, porque a veces podemos escoger entre ese mismo utensilio con plástico y sin plástico casi por el mismo precio, y no nos damos ni cuenta. Por ejemplo, ¿el manguito de la batidora es de metal o es de plástico? Si es de plástico y, por ejemplo, bates una crema caliente, no sería muy recomendable; es mejor evitar la combinación de plásticos y una alta temperatura.

También procura potenciar al máximo el uso de materiales orgánicos como la madera o el barro.

En lo que respecta a la temperatura, a la hora de cocinar también puedes decantarte por cocciones más sencillas. Evita cocciones excesivas, en las que se dañan los nutrientes y, además, se potencia la migración de disruptores hacia los alimentos.

Decántate por la cosmética natural

Pásate a cosmética natural y, si puedes, minimiza la exposición a estos productos de belleza si realmente no los necesitas. ¿Y si hoy no te maquillas?

Ve cambiando poco a poco esos productos biotóxicos por otros más naturales. Existe una amplia gama de productos. Seguramente, no encontrarás la crema perfecta o el champú que te encante a la primera, pero ve descubriendo y disfruta por el camino.

En este caso podríamos hablar de tres grupos de cosmética natural: la de uso diario, la de uso semanal y la de uso mensual.

- **Cosmética diaria.** En este grupo encontramos jabones, champús, maquillaje, desodorantes, cremas hidratantes, etcétera.
- **Cosmética semanal.** A este grupo pertenecen las mascarillas de pelo, las cremas de afeitar, las lacas de uñas, los tintes de pelo, etcétera.
- **Cosmética mensual.** En este grupo podemos encontrar las permanentes del pelo. En este caso, en virtud del prin-

cipio de precaución, siempre suelo recomendar que si una mujer está buscando el embarazo, evite o minimice esta práctica, y más aún si está embarazada, o si se está preparando para un ciclo de reproducción asistida o está inmersa en este proceso. Igualmente, cada día hay más opciones ecológicas.

Empieza por aquello a lo que estés más expuesta y que te resulte más fácil cambiar. De ahí ve cambiando hábitos poco a poco.

Usa productos de higiene menstrual de algodón

Como hemos comentado anteriormente, es importante usar productos de higiene menstrual de algodón para conservar la buena salud de tus mucosas y de tu microbiota. Además, no solo se trata de usar productos de algodón, sino que es interesante evitar el uso de plástico y huir de todos aquellos productos de higiene menstrual que contienen fragancias y perfumes, así como tintes, colorantes y dibujitos.

Pásate a productos de limpieza naturales

Una vez que hayas empezado a cambiar los productos que llevas encima todo el día, como son las cremas hidrantes y las lacas de uñas, si las usas, deberás ocuparte de cambiar los productos del hogar a los que te expones continuamente.

Lo primero es tener una casa bien ventilada. A continuación, revisa los productos de fregar los platos, el jabón de la ropa, los suavizantes, los detergentes para el suelo, etcétera. Cuando entres en este mundo de los productos sin contaminantes, verás que hay muchísimas opciones de limpieza natural y te sorprenderán los resultados.

No te creas todas las etiquetas que pongan «natural» u «orgánico»

Si el producto es realmente bueno y no daña nuestra salud, estamos más dispuestos a gastar más dinero. Así que no nos engañemos, porque las marcas lo saben. También saben que cada día hay más consumidores que se preocupan por el medio ambiente y por la interacción de estos compuestos con la salud en general. Así pues, realizan algunos cambios que nos pueden parecer muy positivos, como incluir en sus etiquetas la palabra «natural» u «orgánico», o utilizar envases con una estética más verde. Pero a ti, que ahora ya sabes leer etiquetas y tienes una visión más crítica, será más difícil que te engañen.

Además, existen certificaciones para productos ecológicos. Se trata de esos sellos que puedes encontrar en los botes de los productos y que certifican que son ecológicos, o que no llevan bisfenol, etcétera. Te recomiendo que te fijes más en la composición y en esas etiquetas que en la estética del envase.

Protégete de la exposición a sustancias tóxicas

No todo el mundo está expuesto de la misma manera ni a las mismas concentraciones a los diferentes disruptores. Tampoco está expuesto a los mismos tipos de disruptores. Por ejemplo, alguien que trabaja con tintes o lacas, en la industria química o en la producción de plásticos, o bien un artista que trabaja con pinturas, pueden tener una mayor exposición a esos tóxicos que quienes viven fuera de la ciudad y tienen un trabajo en el que no se exponen a estas sustancias.

Lo importante es que sepas cuál es tu exposición a tóxicos y te protejas. Para ello lleva guantes, date una ducha al llegar a casa, cambia alguno de los productos que usas, etcétera. Es decir, personaliza según tus necesidades.

Refuerza tu propio sistema de detoxificación

Nuestro cuerpo, evidentemente, intenta lidiar con todas estas moléculas tóxicas y sacarlas de nuestro organismo, ya sea por medio del aparato digestivo, por el sudor o por la orina. Es importante ayudarle favoreciendo unas buenas vías de detoxificación del cuerpo, un buen tránsito intestinal y una buena hidratación.

Además, los disruptores endocrinos son a su vez precursores de la obesidad,[54] y también tienden a acumularse en los depósitos de grasa del cuerpo.[55] Por ello, mantener estos depósitos bajo control también es una buena estrategia.

RECUERDA QUE...

- Existen cuatro grandes pilares que potencian la fertilidad: la alimentación, la microbiota, el ejercicio y evitar los contaminantes. Si se trabaja en uno de ellos, también se suelen potenciar o mejorar los demás.
- La dieta por excelencia para mejorar la fertilidad es la dieta mediterránea.
- Los cambios de hábitos alimentarios no se han de limitar a la época en que se está buscando el embarazo ni hacerse de golpe, sino que es mejor hacerlos de forma continuada y progresiva.
- Es más importante nuestra composición corporal y el estado de salud general que tener un peso ideal.
- La suplementación ideal y universal no existe. Siempre hay que personalizarla e ir adaptándola.
- Siempre habrá microorganismos con nosotros. La estrategia es potenciar los microorganismos buenos para que nos protejan de los malos.
- Evita las limpiezas agresivas en la zona vulvar. Los productos que se apliquen en la vagina deben ser los mínimos, tanto jabones como lubricantes.
- Si se abusa de las depilaciones agresivas en los labios mayores, se cambia la microbiota. Lo ideal es que la depilación sea ocasional y lo menos agresiva posible.
- Hay que evitar la ropa interior y exterior sintética y muy ajustada, así como el material higiénico de plástico.
- Es conveniente tomar probióticos si se recetan antibióticos.
- Es importante realizar cada año una revisión citológica.
- Cualquier tratamiento de la microbiota urogenital de la pareja hay que valorar abordarlo en pareja.
- La salud hormonal de hombres y mujeres y la calidad de sus células reproductivas están totalmente relacionadas con el estilo de vida y la ausencia de sedentarismo.

- No dormir correctamente puede afectar a varios aspectos de tu salud tanto física como mental.
- Los tóxicos ambientales afectan directamente a la fertilidad. Cuando estas moléculas contaminantes entran en nuestro cuerpo e interaccionan con nuestro sistema endocrino u hormonal, las llamamos «disruptores endocrinos».

4

LA REPRODUCCIÓN ASISTIDA

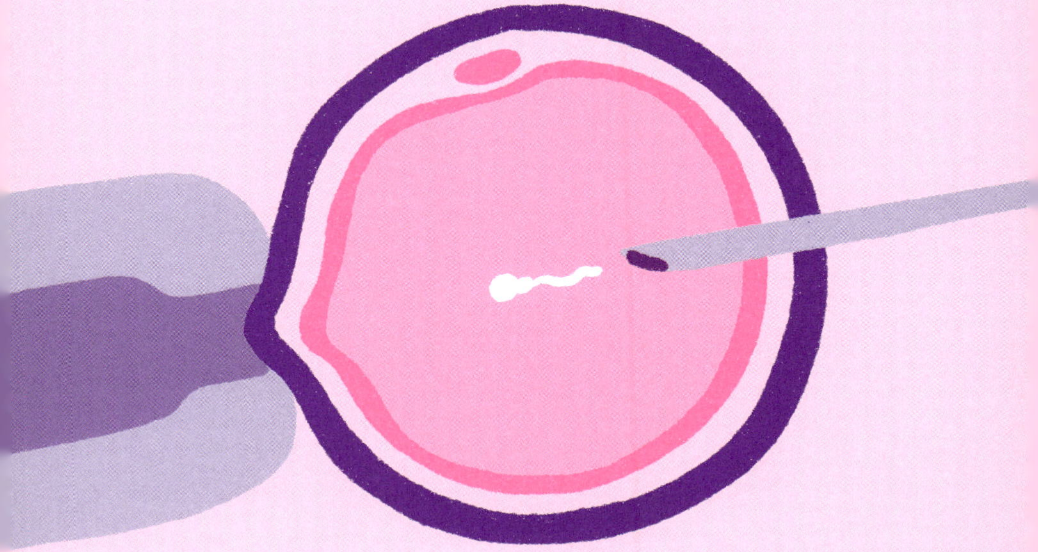

En este capítulo te explicaré qué es y qué no es una técnica de reproducción asistida; qué perfiles de pacientes son los más usuales en las clínicas de reproducción y cómo funcionan algunos de los procedimientos, como la extracción de los ovocitos o la transferencia embrionaria. También desvelaré cómo funciona la donación de ovocitos, esperma y embriones dentro del mundo de la reproducción asistida.

Asimismo, quiero que sepas que compartiré contigo mi experiencia como paciente en aquellos procesos por los que yo también he pasado. Espero que mi testimonio te ayude a entender no solo la parte más técnica, sino también la parte más humana de pasar por un tratamiento de este tipo.

El objetivo es que conozcas las técnicas de una forma fácil y ágil, y que estés al corriente de todas las variantes y matices. No obstante, el objetivo de este capítulo no es decirte qué debes hacer en tu caso en concreto y qué tasas de éxito tendrías en función de tus características, ya que ese estudio hay que realizarlo de forma personalizada y contextualizada.

Lo que te dará este capítulo es la información necesaria para despejar dudas. Además, en el caso de dar el paso a la reproducción asistida, te dará el conocimiento para reducir tu incertidumbre, de manera que te será más fácil encarar cada una de las fases y tomar cualquier tipo de decisión. Tu vivencia y tu preparación serán mucho mejores.

DE LA REPRODUCCIÓN INSISTIDA A LA REPRODUCCIÓN ASISTIDA

La ayuda a la fertilidad ha existido desde tiempos inmemoriales. Cada cultura en cada continente ha procurado facilitar la fertilidad de su población de diferentes maneras. De hecho, hemos heredado muchos conocimientos acumulados sobre biología y reproducción que han permitido la reproducción asistida tal y como la conocemos hoy.

No obstante, la asistencia a la reproducción no es una disciplina tan nueva como nos podría parecer. De hecho, una de las primeras inseminaciones de las que se tiene constancia se realizó ya en siglo XV en el cuerpo de la reina Juana de Portugal. En ese momento ya llevaba tiempo casada con el rey Enrique IV de Castilla, hermano de Isabel la Católica, también llamado «el Impotente». Para ello, un médico judío introdujo el semen del rey Enrique de Castilla en el cuerpo de la reina Juana de Portugal a través de una cánula de oro y la reina quedó en estado. Sin embargo, el gran parecido de la princesa Juana con Beltrán de la Cueva, noble de la corte de Enrique de Castilla, hizo que la joven recibiera el apodo de «la Beltraneja» por parte de sus enemigos y puso bajo sospecha la paternidad del rey, señalándose a Juana como a una posible hija bastarda.

No fue hasta el siglo XVII cuando el microbiólogo Antonie van Leeuwenhoek descubrió los espermatozoides. Un siglo más tarde, en 1785, el cirujano escocés John Hunter introdujo, mediante una jeringa caliente, el semen de un hombre con una malformación en el pene en la vagina de su mujer. De esta inseminación nació un niño.

Como puedes ver, ni las técnicas son tan nuevas ni tan inusuales. En todas las épocas se ha intentado ayudar a aquellas parejas con un rendimiento reproductivo más bajo, pasando de lo que podríamos llamar «reproducción insistida» a la «reproducción asistida», alejando el foco de la propia pareja en sí que busca repetidamente, mes tras mes, el ansiado positivo.

Así es como llegamos a 1978, año en el que nació la primera niña en Inglaterra gracias a la fecundación in vitro (FIV). De hecho, nació por cesárea y se filmó todo el procedimiento para dejar constancia de este primer nacimiento histórico y que no hubiera dudas del proceso. Desde ese momento han nacido millones de bebés en todo el mundo gracias a la FIV.

Y mientras lees este capítulo, también están naciendo centenares de niños gracias a las técnicas de reproducción asistida.

¿QUÉ ES LA REPRODUCCIÓN ASISTIDA?

Hoy en día, a las prácticas antiguas como la que facilitó la gestación de Juana de Portugal no las consideraríamos reproducción asistida como tal. La reproducción asistida consta básicamente de dos grandes técnicas principales: la inseminación intrauterina y la fecundación *in vitro* (FIV), que facilitan el contacto entre el óvulo y el espermatozoide. En cambio, el estudio de la ovulación, los exámenes en centros especializados o las técnicas que ayudan a la mujer a ovular no se consideran técnicas de reproducción asistida en sí. Así pues, por ejemplo, el soporte a la ovulación en casos de síndrome de ovario poliquístico o el estudio con análisis y ecografías del ciclo menstrual no son técnicas de reproducción asistida en sí; en cambio, si se produce este seguimiento del ciclo para poder depositar los mejores espermatozoides en el útero en el mejor momento, entonces sí se trata de un ciclo de reproducción asistida.

¿Qué gran diferencia hay entre las dos principales técnicas de reproducción: la inseminación intrauterina y la FIV? Pues un paso crucial, que es en el que se produce la fecundación: en la inseminación se produce en el cuerpo de la mujer, mientras que en la FIV se produce en el laboratorio. Sin embargo, hay más detalles y peculiaridades que las caracterizan.

Inseminación intrauterina

En esta técnica se introduce una cantidad controlada de espermatozoides óptimos directamente en el útero de la mujer en el momento del ciclo ideal. Estos espermatozoides pueden ser del cónyuge, con lo que sería una «inseminación intrauterina con semen de cónyuge» (abreviada en los informes como IAC), o bien de un donante, en cuyo caso sería una «inseminación artificial con semen de donante» (IAD). Una vez que los espermatozoides están dentro del cuerpo de la mujer, son ellos los que tienen que viajar a las trompas y fecundar el óvulo dentro del cuerpo de la mujer, o sea, lo que en ciencia llamamos *in vivo*.

Esta técnica se utiliza mucho cuando hay espermatozoides, pero su recuento es bajo o tienen poca movilidad, de modo que así se optimizan. También cuando hay algún problema con el paso del cérvix o con la ovulación, lo cual permite monitorizar el proceso. Y, evidentemente, en casos en que se requiere un donante de esperma y no hay ninguna característica física en la mujer que indique que no se pueda conseguir el embarazo con esta técnica. Finalmente, se usa en parejas que prefieren esta técnica por algún otro motivo. Así pues, con la inseminación ayudamos a superar todos estos pasos del proceso de fecundación: desde monitorizar la ovulación a inseminar solo cuando sabemos que se está ovulando por una trompa que esté permeable, concentrar los mejores espermatozoides y capacitarlos, pasar la zona del cérvix, etcétera. Sin embargo, hay otros pasos que se deben dar para que haya embarazo y que no podemos ver en el caso de la inseminación intrauterina: los espermatozoides tendrán que ser capaces de llegar a las trompas; la mujer no solo tendrá que ovular, sino que tendrá que ovular un ovocito maduro, y, además, cuando se encuentren los espermatozoides con este ovocito maduro, uno de los espermatozoides debe ser capaz de penetrar las capas que protegen el óvulo y fecundar. Una vez fecundado el óvulo, deberá empezar el proceso de desarrollo embrionario, hacer todo el viaje por las trompas y, cuando ya esté en el útero, poder implantarse. Todo un viaje biológico.

En el marco de la inseminación artificial hay dos variantes: la inseminación con uso de medicación y lo que llamamos «inseminación natural».

- **Inseminación con medicación hormonal.** Normalmente, para realizar esta técnica, se da medicación a la mujer a fin de estimular ligeramente los ovarios y procurar uno o dos folículos que potencialmente madurarán. Para poder llevar a cabo esta prescripción médica y el seguimiento, el especialista hará seguimiento mediante ecografías transvaginales, que le permitirán observar la evolución de los folículos en los ovarios y de la cavidad uterina.
- **Inseminación natural.** En este caso, la técnica de reproducción es la misma. La diferencia está en que no se da esa primera medicación a la mujer, sino que se sigue su propio ciclo ovárico. En casos en que haya unos ciclos regulados y se pueda hacer un buen seguimiento, puede ser una muy buena opción.

Sabías que...

No existe la «inseminación *in vitro*». Hay tantas palabras y conceptos que, a veces, algunos pacientes cruzan conceptos. Es totalmente normal. Pero aunque en la calle puedas oír el término «inseminación *in vitro*», este, por definición, no existe, ya que *in vitro* significa «en el vidrio», que en ciencia nos indica que el proceso se ha dado en el laboratorio de forma controlada. Dado que la inseminación se realiza dentro del cuerpo de la mujer, no puede ser *in vitro*.

Tasas de éxito de la inseminación

Por cada ciclo de inseminación, se estima que hay entre un 15 y 18 por ciento de éxito.[1,2] Esta tasa de éxito puede variar en función del pronóstico de cada pareja. Para algunas mujeres o parejas, llegar casi al 20 por ciento les parece mucho, pero normalmente el resto lo vive como un rendimiento bajo. Por eso, en los casos de inseminación, pocas veces se propone una única inseminación aislada, sino que se suelen plantear un número de inseminaciones más o menos consecutivas.

En cualquier caso, lo importante es recibir un consejo personalizado, ya que hay factores que pronostican mejores o peores resultados en la inseminación que otros, y de esta manera tener un plan a vuestra medida.

Fecundación *in vitro* (FIV)

En esta técnica, lo que se busca es obtener los óvulos de la mujer, poderlos fecundar en el laboratorio y hacer un seguimiento de este desarrollo embrionario.

Para retirar los ovocitos se suelen estimular los ovarios a fin de que varios de los folículos que querían empezar ese ciclo crezcan y maduren, optimizándose así los resultados del ciclo de FIV. Estos folículos se aspiran en su momento óptimo de crecimiento.

La retirada de los ovocitos se hace mediante una punción folicular en el quirófano. Eso quiere decir que, con la paciente sedada, se introduce el ecógrafo por vía vaginal y, mediante una punción con una aguja guiada ecográficamente, se succiona el contenido del líquido de los folículos. Primero de un ovario y después del otro. En la sala de quirófano hay varias personas: el personal de enfermería; el especialista en anestesia que controla la sedación; el ginecólogo especializado en reproducción, y el embriólogo, que está pendiente del contenido de los folículos y se ocupa de que ese material esté en las mejores condiciones antes de llevárselo al laboratorio en busca de los preciados ovocitos.

Se trata de un procedimiento rápido. Básicamente dependerá de cuántos folículos se puedan ver. A más folículos, más se tarda, pero en cualquier caso son solo unos minutos.

Desde el punto de vista médico se ve todo muy claro. Sin embargo, cuando estás al otro lado, el de la paciente, como me pasó a mí, lo ves todo diferente. Antes de entrar en el quirófano, cuando ya te han puesto todo el atuendo médico, los minutos se hacen larguísimos y solo haces que desear que todo vaya bien, que consigan el máximo número de ovocitos y que estos sean maduros y de calidad. Una vez que entras en la sala, el anestesista normalmente te vuelve a preguntar las típicas cuestiones médicas, aunque puede ser que ya las tengas en la ficha. Te preparan en la camilla y te ponen la vía si no la llevabas. Entran y salen varias personas, y van preparando el material de la punción. Y, entre tanto, te empiezan a sedar y ya no te enteras de nada. Absolutamente de nada. Hasta que te despiertas de forma paulatina en la sala de recuperación.

Antes de mi primera punción, nunca me habían dormido, ni sedado ni absolutamente nada, así que iba con un poco de miedo por el hecho de perder el control de la consciencia. Así que lo que hice días antes fue imaginarme un paisaje, con una música, con un olor determinado... Me monté el escenario que a mí me convenía, y decidí que, ya que me iban a drogar de forma controlada, me iría allí. Así pues, una vez puesta la vía, y antes de que empezara la sedación, ya me fui a ese mundo que me había creado. Supongo que me lo pasé muy bien porque no me acuerdo de nada. Recuerdo ya despertarme con mi pareja al lado y con el equipo médico que me iba preguntando qué tal estaba y me iba comentando cómo había ido todo. Evidentemente, después volvieron a comentármelo todo para asegurarse de que lo había entendido y de que no tenía ninguna pregunta.

Una vez retirados los ovocitos, se dan tres escenarios en paralelo: la recuperación física de la mujer; la donación de semen a cargo del hombre si se va a producir una fecundación y no se trata de una congelación de ovocitos, como era mi caso, y el procesamiento en el laboratorio.

La recuperación física tras la punción folicular

Dado el componente físico y emocional de la punción folicular, ese día es conveniente no ir a trabajar, sino que sería mejor que volvieras a casa tranquilamente, comieras bien, vieras tu peli o serie favorita y recibieras muchos mimos. Normalmente no tiene más.

Sí puedes notar una cierta molestia porque, quieras o no, ha habido una manipulación, pero muy rara vez pasa de ahí. En cualquier caso, tu equipo biomédico seguramente te habrá dado las indicaciones en caso de dolor o los datos de contacto en caso de que tengas cualquier necesidad.

La donación de semen durante la punción folicular

En el caso de tratarse de una fecundación *in vitro* con semen de la pareja, antes de marcharos de la clínica os pedirán que el hombre deje una muestra de semen y os darán el alta una vez que se valide que la muestra es válida. En algunas clínicas, si se prevé que el hombre no podrá estar el día de la punción, que la muestra será baja o que puede haber cualquier tipo de impedimento para obtener la muestra, propondrán dejar una muestra de semen congelada por si acaso.

Si la FIV es con semen de donante, ya tendrán la muestra preparada según las características físicas y médicas requeridas.

El procedimiento en el laboratorio tras la punción folicular

Los tubos con el líquido folicular llegan al laboratorio, donde todo lo que se puede controlar está controlado: desde el grado de luz hasta la temperatura, el aire y su composición. Es allí donde los biólogos, bajo la lupa y sobre una superficie caliente, buscan los ovocitos entre el líquido extraído. Una vez encontrados, digamos que «se limpian», y se valora si son maduros o no.

Mientras tanto, en el laboratorio de andrología preparan la muestra masculina.

Si se trata solamente de preservar la fertilidad femenina, ni se prepara el laboratorio de andrología ni se preparan los ovocitos para ser fecundados. Una vez que están limpios y valorados, se preparan para la vitrificación y, una vez congelados, se procede a su almacenaje durante el tiempo que se requiera.

Y es en este punto en el que las técnicas pueden empezar a bifurcarse aún más y a personalizarse en función de las características biológicas de la pareja y sus antecedentes.

¿FIV convencional o FVI con ICSI?

La FIV puede realizarse de forma convencional o bien inyectando un espermatozoide dentro de un ovocito.

Si solamente hablamos de «fecundación *in vitro*», nos estamos refiriendo a la FIV convencional. En este caso, juntamos los ovocitos maduros con una concentración controlada de los mejores espermatozoides y esperamos que la fecundación se produzca de forma natural. Así pues, el profesional no realiza ninguna selección de espermatozoides.

En la FIV con ICSI (del inglés *IntraCytoplasmatic Sperm Injection*), lo que se hace es inyectar un espermatozoide directamente dentro del ovocito. De esta manera, se solventa cualquier dificultad que pudiera tener el espermatozoide para atravesar las paredes del ovocito y todo el procedimiento es más controlado.

Normalmente, siempre que tengamos dos embriones iguales (uno conseguido mediante FIV convencional y otro mediante FIV con ICSI, que tendrá más manipulación), elegiremos primero para transferir el de FIV convencional, por tener menos intervención.

Que se use FIV convencional o FIV con ICSI depende en gran medida de las características de la pareja, del motivo por el que pasan por el procedimiento, de cuántos ovocitos salgan, de si hay un factor masculino o de si hay donación (ya sea de espermatozoides o de ovocitos). Creo que es importante que conozcas los pasos y las diferentes técnicas por si acabas recurriendo a ellas, para que te resulte útil cuando el equipo que trate tu caso te aconseje.

Si no hay un factor masculino que abogue por realizar la FIV con ICSI, y si todo va según lo esperable, se use la técnica que se use, se espera una tasa de fecundación alrededor del 65 por ciento, sin diferencias entre la FIV convencional y la FIV con ICSI.[3, 4] Y como hemos dicho, siempre preferimos un material biológico menos manipulado.

En mi caso, por ejemplo, si llego a descongelar los ovocitos para fecundarlos, solamente podré utilizar la técnica de FIV con ICSI, ya que debido al procedimiento propio de la preservación, ya no se puede usar la FIV convencional. Sin embargo, por poner un ejemplo si una pareja de mujeres realiza un ciclo siguiendo el método ROPA (una da ovocitos a la otra, que será la gestante), sabiendo que van a utilizar semen de donante que se estima de alta calidad, podrían plantearse la FIV convencional, la FIV con ICSI o combinar ambas técnicas. Lo importante es que conozcas las diferencias y lo puedas plantear y comentar con tu equipo biomédico para conocer cuál es tu mejor opción.

Vino a la consulta una pareja que, tras dos años de infertilidad y sin tener ningún resultado analítico relevante que explicase por qué no se producía el embarazo, pasaron por tres ciclos de inseminaciones intrauterinas con resultado negativo y, posteriormente, se sometieron a un proceso de FIV.

De este proceso de estimulación se obtuvieron resultados óptimos con un total de quince ovocitos maduros. Como no había ningún factor masculino asociado y el seminograma era óptimo, se decidió conjuntamente dividir los ovocitos según la técnica de fecundación. Se fecundaron ocho ovocitos con ICSI y siete con FIV convencional para que pudiese acontecer la fecundación sin la inyección de los espermatozoides. De los ocho fecundados mediante ICSI, la mayoría siguieron un desarrollo embrionario óptimo, se realizó una transferencia en fresco y se produjo el embarazo. Los siete sometidos a FIV convencional no llegaron a fecundarse.

A raíz de dividir los ovocitos en estos dos grupos, la pareja pudo saber que, muy posiblemente, la causa por la que no sucedía el embarazo, ni de forma natural ni mediante inseminaciones, era que los espermatozoides no podían penetrar el ovocito; ese fue el motivo por el que tuvieron tan buenos resultados al pasar a la técnica ICSI. Esto no es lo común, pero puede pasar.

En este caso, si no hubieran dividido los ovocitos y los hubieran fecundado todos mediante FIV con ICSI, nunca habrían sabido que su problema de fertilidad se encontraba en este paso del proceso biológico. Con los años fueron a hacer una nueva transferencia de uno de los embriones congelados y ya tienen dos hijos gracias a este procedimiento.

¿Qué pasa después de la fecundación?

Al día siguiente de la obtención de los ovocitos y de su fecundación, ya sea mediante FIV convencional o con ICSI, ya se puede ver cuántos de estos ovocitos han fecundado. Nos encontramos en el día 1 de desarrollo embrionario. A partir de aquí, cada día será muy informativo.

Contamos con varias maneras de seguir el procedimiento en función de lo que vaya a necesitar esa mujer o pareja. A grandes rasgos, existen tres opciones.

Primero, podemos hacer una transferencia en fresco o con el embrión previamente congelado y descongelado, lo que denominamos «criotransferencia».

Segundo, podemos realizar la transferencia del embrión al tercer día de desarrollo.

Y tercero, podemos esperamos al estadio de blastocisto. Este estadio de desarrollo se da a los cinco o seis días de crecimiento del embrión, justo antes de la implantación en el útero y es el estadio máximo al que llegamos en el laboratorio antes de transferir estos embriones al útero materno, biopsiarlos o congelaros para futuras transferencias.

En paralelo, hay que plantearse la otra gran pregunta: cuántos embriones transferir. Todo esto, una vez más, dependerá de cada caso y del consejo biomédico tras analizarse vuestros resultados y los embriones.

Transferencia en fresco o criotransferencia

Cuando después de una punción ovárica ha tenido lugar la fecundación y el crecimiento del embrión en el laboratorio, y este se transfiere directamente al útero materno a los pocos días tras esa punción, sin pasar por un proceso de congelación, decimos que se ha realizado una «transferencia en fresco». En cambio, si hemos congelado los embriones y el embrión se descongela para poderse transferir, a esto se le llama «criotransferencia» (CT).

La criotransferencia puede llevarse a cabo por diferentes motivos:

- Porque ha fallado una primera transferencia en fresco.
- Porque ha funcionado una primera transferencia en fresco y vamos a buscar un segundo embarazo.

- Porque el cuerpo de la mujer necesitaba parar antes de hacer una transferencia y poderse embarazar.
- Porque queríamos analizar los embriones. Los embriones no se pueden analizar y transferir en fresco a la vez, porque los resultados tardan, así que en este caso deben estar congelados.

Transferencia del embrión al tercer día de desarrollo

Cada día de desarrollo embrionario obtenemos información acerca de la calidad de estos embriones, ya sea relativa a su morfología, a su ritmo de división, a su simetría, a si están en el momento que les toca, etcétera.

Hace años, cuando yo empecé, no se llegaba tan lejos en el desarrollo embrionario, sino que la duda estaba en si transferir en el segundo o tercer día de desarrollo. Hoy en día, la duda (si la hay) es si transferir al tercer día o si hacerlo en el estadio de blastocisto, que suele ser entre el quinto y sexto día. De nuevo, se tratará de una decisión consensuada entre los biólogos, los médicos y la pareja.

Normalmente, el embrión se transfiere al tercer día cuando, por ejemplo, hay pocos embriones con los que comparar, así que se transfiere lo antes posible. O bien cuando la calidad de los embriones es baja y se prefiere transferir y que estén en un medio más normal para ellos que en el laboratorio, y dejar a los otros embriones desarrollarse en el laboratorio hasta el estadio de blastocisto. Las estrategias son varias, y dependerán de cada situación.

Evidentemente, llegar al estadio de blastocisto y ver cómo les ha ido a los embriones es muy ventajoso e informativo. Si hay algún problema del tercer día al quinto o sexto día, lo vemos. Y tener información es útil para podernos situar y tomar decisiones. No obstante, como pacientes, no vale la pena obsesionarse con las clasificaciones de las calidades embrionarias que se hacen el laboratorio y dejar que los profesionales sean quienes nos guíen, ya que se han preparado durante años y ven cientos o miles de embriones. Además, vete a saber qué pinta teníamos nosotros bajo un microscopio durante nuestros primeros días de vida.

¿Cuántos embriones hay que transferir?

Esta suele ser una pregunta estrella. Normalmente, cuando una pareja lleva mucho tiempo buscando el embarazo y se plantean un embarazo gemelar, lo hacen con alegría y hasta lo prefieren. No obstante, desde el punto de vista médico, siempre será más recomendable un embarazo único que un embarazo gemelar, por todas las complicaciones que puedan existir tanto para la madre como para los bebés.

Pero es evidente que no siempre que transferimos dos embriones se implantan los dos. Puede suceder que en una transferencia de dos embriones se implante solamente uno.

Para poder decidir si se transferirán uno o más embriones hay que tener en cuenta tres variables:

- **La variable médica.** Hay que considerar en qué estado de salud se encuentra la madre y si hay alguna patología de base que desaconseje el embarazo gemelar o no. Se decide a partir del historial reproductivo, la edad y todo aquello que valore la parte médica.
- **La información de los embriólogos sobre nuestros embriones.** ¿De qué calidad son? ¿En qué momento de desarrollo se encuentran? Estas son preguntas fundamentales. Desde el laboratorio de embriología nos darán su consejo al respecto.
- **La mujer o pareja.** Puede ser que la parte médica y la parte de embriología consideren oportuno transferir dos embriones, pero que la pareja no quiera exponerse a un embarazo gemelar. Nunca se transferirá más de un embrión sin el acuerdo y el consentimiento de la mujer o la pareja.

Una fantástica pareja con ganas de dejar atrás los largos años de búsqueda del embarazo se plantearon la transferencia de dos embriones, y así lo hicieron. La alegría fue enorme cuando la analítica de la hormona betahCG indicó que había embarazo y, por lo tanto, el resultado era una beta positiva.

La siguiente duda era cuántos embriones se habían implantado. La gran sorpresa fue que, en la primera ecografía, se vieron tres embriones. Sí, sí, tres. Resulta que uno de ellos se dividió una vez transferido, de manera que estaban esperando a la vez unos gemelos y unos mellizos.

Evidentemente, fue un embarazo de alto riesgo por definición, pero, por suerte, salió todo bien. Pasaron de buscar un bebé a tener familia numerosa.

Cómo vive la paciente el proceso de la transferencia embrionaria

Llegado el día de la transferencia, ya sabes si va a ser en fresco o si has preparado una criotransferencia, y si se realiza al tercer día o en blastocisto. También habéis dejado hablado si se va a transferir más de un embrión o no.

El día de la transferencia suele ser un día de nervios. Esa misma mañana, o al llegar a la clínica, os dirán qué tal ha ido el ciclo, es decir, cuántos embriones se tienen finalmente, así como si se ha descongelado el embrión de forma correcta (en caso de que tuviera que descongelarse).

Te pedirán que acudas a la clínica ese día con ganas de orinar, porque así podrán ver más fácilmente la cavidad uterina a través del ecógrafo. Una vez que el equipo y el embrión o embriones estén preparados, iréis a la sala de transferencia, que suele ser una sala próxima al laboratorio para que los embriones se tengan que mover lo mínimo posible. La mujer se tumbará en la típica posición ginecológica y los profesionales prepararán el paso del cuello del útero.

Piensa que para que el embriólogo saque el embrión y lo prepare en la cánula de transferencia, tú debes estar ya lista y con el paso del cuello del útero preparado. En ese momento acudirá el embriólogo con el embrión en una canulita, que entregará al profesional de ginecología, quien a su vez pasará la canulita por el cuello de tu útero previamente abierto. Gracias a la ecografía que te irán realizando en paralelo desde el abdomen, podrán observar cómo se deposita una microgotita en tu útero que debe contener el embrión. Digo que «debe contener el embrión» porque, a veces, son unos pillos y les cuesta salir de la cánula, así que el embriólogo se lleva de vuelta la cánula para asegurarse de que no se ha quedado allí el embrión. Si se hubiera quedado en la cánula, el embriólogo volvería con ella para repetir el proceso; si esto ocurriera, no te angusties, poque no pasa nada. Lo importante es asegurarse de que todo está donde debe estar. Una vez que está todo listo, liberan tu paso del cuello del útero, y ya te puedes levantar y hacer vida normal, aunque no suele ser lo que apetece.

En el momento de levantarse de la camilla, muchas mujeres preguntan: «¿Ahora se me va a caer el embrión?». La respuesta es que no, que el embrión no se caerá por levantarnos, ir al baño o andar. Exagerando un poco, piensa que si fuese tan fácil que el material biológico se cayera, se nos caerían los intestinos al andar y los pulmones al hacer la vertical. Y al igual que eso no pasa, no se caerá el embrión por mucha actividad que hagas.

Si necesitas estar un rato tumbada para sentir que estás haciendo lo que necesitas y debes, está bien. Si necesitas salir de la clínica andando a dos por hora porque sientes que lo tienes que hacer así y quieres irte a descansar ese día o un par de días, también está bien. Es tu momento y es importante que lo vivas como te sientas más cómoda.

Después del día de la transferencia habrá que esperar unos largos días, con sus aún más largas noches, para saber si hay embarazo o no. Es el periodo que llamamos de betaespera, hasta saber el resultado de la hormona beta, que nos indica si hay o no embarazo. Piensa que es algo tan microscópico y que tiene que hacer tantísimas cosas que hay que darle margen. ¿Y cómo pasan esos días? Hablaremos del aspecto emocional en el capítulo de psicología, pero en el plano físico, ya te avanzo que estar en reposo esos días no te favorecerá para nada. Las tasas de embarazo parecen no presentar diferencias estadísticas entre las mujeres que hacen actividad diaria normal frente a las que descansan.[5] Incluso algunos estudios indican que las tasas son peores con descanso que con una actividad normal.[6] Pero aunque fueran exactamente las mismas tasas en ambos casos, para tu salud general y mental es mejor que evites estar esos días sin hacer nada.

Transferencia embrionaria frente a implantación embrionaria

«Transferencia embrionaria» e «implantación embrionaria» no son sinónimos. Te voy a explicar las diferencias, ya que creo que entender el proceso biológico es importante.

La transferencia embrionaria solo se da en procesos de reproducción asistida y es propiamente el procedimiento de depositar un embrión o varios en el útero de la mujer. Hasta aquí es donde llega la acción humana hoy en día.

En cambio, el proceso de implantación embrionaria la realiza el propio embrión. Él es el que se implanta o no. Esta implantación se da en embriones que se han colocado en el útero mediante una transferencia embrionaria o que se han fecundado en el interior del cuerpo de la mujer, ya sea por ciclo natural o por inseminación intrauterina. Cada día aprendemos más sobre el proceso de implantación embrionaria y por qué se da en unos casos y en otros no, así como qué variables influyen.

Es importante distinguir entre estos dos procesos, ya que puede llegar a tener repercusiones emocionales. Si hemos pasado por una transferencia embrionaria y pensamos que nos han implantado un embrión, si después ese ciclo no es positivo, podemos pensar que lo hemos perdido, cuando no es así. Es muy probable que el embrión, después de transferirse, cuando se depositó, no se implantara.

La implantación embrionaria no es blanco o negro, es un proceso

En la consulta es habitual plantearse el momento de la implantación embrionaria como un evento que sucede en un instante específico y se suele pensar de forma muy dicotómica en si está implantado o no, y en qué momento, día u hora sucedió. Aunque nos encantaría saberlo, en realidad, en los procesos biológicos, los eventos son pocas veces tan extremos. Debemos pensar en la implantación embrionaria como un proceso, un continuo.

Desde que el embrión sale del recubrimiento que le protege y empieza el contacto con el endometrio, se adhiere, penetra en él y empieza a crecer, pueden pasar varias horas y días. De hecho, puede ser que se inicie este proceso y que, por algún motivo, se pare, con lo que podríamos tener una señal en la hormona del embarazo porque ha habido contacto, diálogo, y ha habido un principio de implantación, pero posteriormente el proceso de gestación no ha continuado. Por eso es importante que, en la búsqueda del embarazo, ya sea natural o después de una transferencia, no intentes buscar el gran evento de implantación, o la gran señal, o grandes síntomas, y que cuides esos días en general.

También es cierto que en el proceso de implantación embrionaria puede suceder lo que llamamos «sangrado de implantación». No ocurre ni en todas las mujeres ni en todos los embarazos. O sea, que una mujer puede presentarlo en un embarazo y en otro no, y otra mujer no tenerlo jamás. Suele tratarse de un ligero sangrado, muchas veces casi imperceptible, a los pocos días de la transferencia embrionaria. Es fruto de la erosión del endometrio materno causada por el propio proceso de implantación. Este sangrado puede dar alegría y esperanzas a quien lo pueda reconocer y calcula esta implantación, pero si no estás familiarizada con el proceso, puede angustiar, al pensar que algo no va bien. En mi opinión, para evitar preocupaciones de más, lo mejor es dejar fluir estos días sin buscar grandes señales de que ha funcionado como de que no ha funcionado, porque ciertamente, hasta que acontezca una regla como tal o tengamos el resultado de la beta hCG ningún síntoma será definitorio ni de embarazo ni de no embarazo.

Tasas de éxito de la FIV

Nos encantan los números, saber la probabilidad exacta de que un evento ocurra. Pero cuando hablamos de tratamientos de fertilidad, no es tan fácil predecir exactamente qué porcentaje de éxito tendrá un determinado procedimiento en un caso concreto. No tienen nada que ver las tasas de éxito de hace cuarenta años con las que hace treinta años, o las tasas de hace diez años con las de ahora y las que se van a producir en los años venideros.

Desde los inicios de la FIV hasta finales de la década de 1970 se ha mejorado en absolutamente todos los aspectos: en el tratamiento hormonal de la mujer y la obtención de ovocitos maduros, en todas las fases del laboratorio, en la congelación y descongelación del material biológico, y en el estudio y manejo de la infertilidad masculina.[7] Cada día disponemos de más conocimientos, herramientas de diagnóstico genético y tratamientos para la implantación embrionaria.

Por otra parte, los últimos estudios de microbiología reproductiva y de inmunología, y la reciente incorporación de la inteligencia artificial en la categorización de los embriones,[8] nos ayudarán a avanzar en la selección de embriones y a mejorar tasas de implantación y gestación. La ciencia de la reproducción no se para, y se auguran unos años muy intensos.

Volviendo a las tasas de éxito actuales, verás claramente que no son iguales las tasas de éxito de un mismo procedimiento en una mujer menor de 35 años, con un síndrome de ovario poliquístico, con trompas obstruidas y una pareja con un factor masculino severo, que una mujer de 38 años con endometriosis, o el caso de una mujer de más de cuarenta años que está en un proceso de ovodonación. Nada que ver.

Por eso, aunque nos encantaría tener un número, se debe personalizar bajo estudio. Porque si se da una media, esta será sumamente baja para un grupo y muy optimista para otro.

Además, las tasas también varían, y mucho, si se utilizan los propios gametos o bien gametos de donante en caso de edades avanzadas o de algún diagnóstico que merme la fertilidad tanto de mujeres como de hombres.

Debemos saber también que toda la historia médica y reproductiva de una mujer o de la pareja nos permite poder estimar un pronóstico conociendo con más detalle los factores que están impidiendo el embarazo. Por eso vale la pena que tengas un estudio personalizado y no te busques solamente en tablas de porcentaje de éxito.

¿Cuántas transferencias hay en una FIV?

Por cada estimulación ovárica puede haber entre ninguna transferencia embrionaria y varias. Dependerá de la cantidad de ovocitos obtenidos y del desarrollo embrionario realizado en el laboratorio. O sea que, cada vez que se pasa por la punción de los ovarios, puede haber de ninguna a varias betaesperas.

Una paciente que ya estaba embarazada me comenta que le ha dado mi contacto a una familiar suya que ya ha pasado por cuatro fecundaciones *in vitro* y que va a encarar la quinta, por lo que están muy angustiados.

Durante la primera visita con esta familiar, al revisar los informes, vemos que no se trataba de cuatro fecundaciones *in vitro*, sino que era una fecundación *in vitro* con cuatro preparaciones para transferencia embrionaria, de las cuales solo se habían transferido dos veces embriones congelados y estaban preparando una nueva transferencia de embriones congelados. Cuando la paciente se dio cuenta de que se trataba de una fecundación *in vitro* con dos transferencias y de que se estaba preparando una tercera transferencia, en vez de tratarse de cuatro fecundaciones *in vitro* con la quinta en preparación, rompió a llorar. Siempre que se comparaba con otras mujeres que estaban en un proceso de reproducción asistida sentía que llevaba muchos más intentos, que le costaba mucho más embarazarse y que, además de ser un proceso estresante y costoso, muy pocas mujeres habían pasado por cinco o más fecundaciones *in vitro* y eso hacía que se sintiera más frustrada y sola.

Entender estas diferencias le dio margen para llenarse de energía. Y aunque, evidentemente, se hizo una preparación y un estudio amplio, el hecho de entender la jerga médica y sentir que no había pasado por tantas fecundaciones *in vitro* le alivió. Ahora mismo está embarazada de una tercera transferencia, no de su quinta fecundación *in vitro*.

LAS ESPERAS EN REPRODUCCIÓN ASISTIDA

Si te planteas un proceso de reproducción asistida, o te encuentras inmersa en un ciclo, verás que hay momentos de espera hasta saber cómo va un determinado proceso biológico, momentos que suelen hacerse muy largos en el plano emocional. En el capítulo siguiente abordaremos herramientas para la gestión emocional de estas esperas.

Básicamente, hay tres tipos de espera:

- **La blastoespera.** Son los días tras la obtención de los ovocitos en los que esperamos los resultados del laboratorio para saber cómo van evolucionando nuestros embriones y saber cuántos llegan a blasto.
- **La betaespera.** Va desde la transferencia embrionaria o la inseminación hasta saber si el ciclo da resultado positivo en función de la hormona del embarazo, la gonadotrofina coriónica humana o beta-hCG.

- **La ecoespera.** En caso de que el ciclo haya tenido un resultado positivo, se trata de las semanas que esperamos hasta poder hacer la primera ecografía y certificar que hay embrión y que este se encuentra dentro de la cavidad uterina. Normalmente, después de esta ecografía o de la ecografía en la que se ve el latido del embrión, ya nos dan el alta del centro de reproducción.

Todas estas esperas se dan también en la fertilidad natural, pero al tener menos controlado todo el proceso, a veces no se tienen tan claros los días que faltan, las pruebas, etcétera.

Soy consciente de que todo lo relativo a las técnicas de apoyo a la reproducción y la reproducción asistida puede representar mucha información. A continuación encontrarás una tabla con los principales puntos resumidos para que puedas consultarlo con comodidad.

Fases del ciclo de reproducción	**Inseminación intrauterina**	***Fecundación in vitro***
Estimulación ovárica	El crecimiento del folículo (o los folículos, en caso de ser más de uno) y la maduración del ovocito se dan dentro del cuerpo femenino. Se valora mediante ecografía transvaginal.	El crecimiento de los folículos (normalmente más de uno por efecto de las dosis hormonales de la estimulación) se da dentro del cuerpo femenino. Los ovocitos se retiran antes de que se liberen del ovario mediante una intervención llamada «punción folicular». Se valora mediante ecografía transvaginal.
Fecundación del ovocito	Se introducen los espermatozoides directamente en el útero femenino. Estos viajan por las trompas de Falopio y fecundan el ovocito dentro del cuerpo de la mujer.	Se valoran los ovocitos obtenidos para determinar su madurez y se preparan para la inseminación. En paralelo, se valora y prepara la muestra masculina.

Fases del ciclo de reproducción	**Inseminación intrauterina**	***Fecundación in vitro***
Fecundación del ovocito (cont.)	Una vez realizada la inseminación intrauterina, no podemos hacer seguimiento del proceso hasta saber el resultado de la hormona beta.	Después, se procede a la inseminación de los ovocitos en el laboratorio (que puede ser mediante FIV convencional o mediante la técnica ICSI).
Desarrollo del embrión	Si la fecundación es exitosa, el ovocito fecundado viaja por las trompas de Falopio en dirección al útero.	Si la fecundación es exitosa, el desarrollo del embrión (o embriones, en caso de ser más de uno) se lleva a cabo en el medio controlado de una incubadora. Los embriólogos hacen seguimiento y valoración del proceso.
Llegada embrión al útero	Si el proceso es exitoso, el embrión llegará al útero y se preparará para implantarse.	El embrión se deposita dentro del útero mediante transferencia embrionaria. Se ve el proceso mediante ecografía.
Implantación embrionaria	Depende del embrión.	
Espera hasta del embarazo	Betaespera. La prueba beta positiva confirma el embarazo.	

LA DONACIÓN EN EL PROCESO DE REPRODUCCIÓN ASISTIDA

Es importante que conozcas los tres tipos de donación que existen en reproducción asistida:

- **Donación de ovocitos.** Ocurre cuando una donante joven pasa por el proceso de estimulación y los embriones que resultarán de esos ovocitos fecundados pasan al útero de la receptora. Este procedimiento se realiza fundamentalmente cuando, por algún motivo médico, no se pueden extraer ovocitos de la mujer receptora.

- **Donación de espermatozoides.** Se requiere en pareja heterosexual cuando existe un factor masculino severo (o sea, una calidad espermática muy baja) o un factor genético por el que se decida optar por muestra de donante, o bien cuando la mujer quiere ser madre en solitario o se trata de una pareja de mujeres.
- **Donación de embriones.** Se trata de la recepción de embriones almacenados en el laboratorio que otras mujeres o parejas han dado para que otras personas puedan recibirlos, dado que ya no los van a utilizar para fines propios.

Cada país tiene su propia normativa sobre la donación de material biológico y de células reproductivas. No obstante, en cualquier caso, una donación nunca es un proceso rápido, y no está exento de pruebas biomédicas. No se parece en nada a esas películas en las que un universitario necesita fondos y se pasa por un banco de semen y sale automáticamente con dinero en la cartera. Si pensabas que iba así, quiétalo de la cabeza, porque eso es ficción.

En realidad, para poder ser donante no solo debes cumplir unos requisitos de edad, sino que tienes que pasar por exámenes médicos, psicológicos y genéticos. De hecho, son exámenes tan exhaustivos que, muchas veces, quienes quieren donar no los pasan y, por lo tanto, no todas las personas que cumplen los requisitos de edad pueden ser finalmente donantes.

Si se cumple con todos los parámetros, entonces sí se puede ser donante, aunque eso no quiere decir que ya haya una persona receptora para esas células. En este sentido también hay diferencias entre países, ya que las donaciones son anónimas en algunos países, mientras que en otros no son anónimas, y en otros dispones de parte de la información.

En España, la donación es siempre anónima y la selección del donante para cada persona receptora es una decisión biomédica. Lo que se busca es que la persona que va a recibir esas células y la persona que las dona tengan el máximo parecido físico y biológico. O sea que el donante de semen sea parecido al miembro masculino de la pareja y la donante de ovocitos, a la parte femenina. Por eso hay personas con algunas características físicas y médicas a las que resultará más difícil encontrar donante que a otras.

Por ponerte un ejemplo rápido: yo soy bajita, morena, de estatura pequeña y con un grupo sanguíneo muy común, con lo que, muy probablemente, habrá varias donantes que podrían parecerse a mí en los planos físico y analítico. Ahora bien, imaginemos una mujer muy alta, pelirroja, con un grupo sanguíneo poco común y con una pareja que lleva una variante genética que la donante no debe tener presente para evitar enfermedades graves. En este caso es muy probable que tenga que esperar más tiempo a que haya una donante compatible con ella. Por eso algunas personas están más tiempo en la lista de espera de la donación que otras, y no pasa nada. Cuando optamos por la donación, en la mayoría de los casos, la velocidad no debería ser nunca un aspecto clave que habría que valorar, sino todo lo contrario.

Una de las cuestiones que más peso tienen a la hora de valorar si llevar a cabo un proceso de reproducción asistida con células de donante o no será cómo diferirán las probabilidades de éxito. Esto dependerá, y mucho, de las particularidades de cada caso, de las analíticas anteriores y del historial reproductivo. Por ejemplo, habrá hombres que necesiten un donante de semen a causa de las características genéticas que se hayan detectado en su propio semen, o porque la calidad de su esperma es insuficiente para llevar a cabo un proceso de reproducción. También habrá mujeres que necesiten la donación por presentar alguna característica cromosómica o genética, así como por la baja calidad o las bajas reservas de sus ovocitos. Cada caso es único y hay que estudiar de forma individualizada cómo mejorará o no un proceso reproductivo con la utilización de células de donante.

Otro aspecto es la donación en los nuevos modelos familiares. En este caso no hay ninguna característica médica que nos lleve a la donación, sino que, desde el principio, necesitamos una donación para poder plantear cualquier tratamiento. Se trata de los proyectos monoparentales y de las parejas de mujeres. En ambos casos podría utilizarse el semen de un donante para realizar inseminaciones o para llevar a cabo una FIV o método ROPA (cuando una pareja de mujeres realiza un ciclo de reproducción asistida en el que una da sus ovocitos a su pareja, que será la madre gestante).

¿CUÁNTOS INTENTOS SON LO NORMAL EN REPRODUCCIÓN ASISTIDA?

Cuando llevamos a cabo un ciclo de reproducción asistida, ya sea por inseminación, FIV o cualquiera de los procesos con donación de por medio, hemos de tener presente que la tasa de éxito nunca es del cien por cien y que, muchas más veces de las que quisiéramos, el ciclo no da un resultado positivo. En este caso, ¿hasta dónde podemos llegar? ¿Cuántos intentos es lo normal? Por desgracia, no hay un número mágico. Todo se basa en estimaciones y en la valoración de tu caso concreto. También depende de cómo lo viváis tú y tu pareja y de vuestros deseos.

El equipo de reproducción valorará diversos factores, como la edad, el historial médico, valores analíticos, resultados de ciclos de reproducción anteriores y todo aquello que consideren para poderte dar un consejo personalizado y único. Así que lo importante es que no te compares con el resto de la gente, sino que tengas tu propia valoración.

No obstante, no solo es relevante la valoración médica, sino también cómo lo vivís tú o tu pareja. Puede ser que una pareja con un mejor pronóstico no desee proseguir con otro ciclo de reproducción y que otra persona o pareja con un pronóstico peor quiera intentarlo. La clave vuelve a estar en la información personalizada y en poder entrar en un proceso de este tipo de manera consciente, hablada y pensada.

¿ES MEJOR BIOPSIAR LOS EMBRIONES O NO?

Una de las grandes dudas en los ciclos de FIV es si hay que hacer test genéticos a los embriones antes de transferirlos al útero materno. Este tipo de estudios, denominados «diagnóstico genético preimplantacional» o DGP, permiten conocer la viabilidad cromosómica de los embriones para evitar transferir aquellos que no resultarán en un embarazo evolutivo.

Para poder conocer la carga genética del embrión, precisamos una pequeña muestra de ese embrión, así que tenemos que realizar una biopsia, es decir, hacerle una pequeña lesión. Además, como los resultados de la biopsia tardan unos días en recibirse, no podemos transferir el embrión en el mismo momento, de modo que tendremos que congelarlo y no podremos hacer la transferencia en fresco. Pero a pesar de los inconvenientes que supone la manipulación extra y la imposibilidad de realizar una transferencia en fresco, el hecho de tener esta información genética nos puede ser muy útil en varios casos.

Los casos que más se benefician del diagnóstico genético preimplantacional de los embriones son aquellos en que la madre tiene una edad materna avanzada (35 años o más) y, por lo tanto, hay más probabilidades de que los embriones lleven alguna aneuploidía, o sea, una alteración cromosómica; también en aquellos casos de pérdidas gestacionales previas, de fallos de implantación repetidos o de enfermedad genética grave. En cualquier caso, lo importante es contrastarlo de forma personalizada y saber que esta opción existe.

MEDICACIÓN Y REPRODUCCIÓN ASISTIDA

Uno de los factores que suelen suscitar más dudas y angustias a la hora de llevar a cabo un proceso de reproducción asistida es la medicación que se utiliza en este procedimiento. Es normal que surja preocupación. Sin embargo, como verás, la medicación es uno de los factores que más ha evolucionado en estas últimas décadas y que más ha contribuido a obtener resultados óptimos.

Las primeras experimentaciones dirigidas a provocar la ovulación en la mujer datan ya de 1938, cuando se utilizaban sueros de otros mamíferos hembra y se intentaba purificar la hormona FSH. El problema de esta técnica es que la mujer estimulada creaba anticuerpos rápidamente. Ya en la década de 1960 aparecieron los primeros fármacos inductores de la ovulación y se empezaron a concentrar hormonas para la estimulación procedentes, primero, de la glándula pituitaria y, posteriormente, de la orina de mujeres menopáusicas. Ya en la década de 1980 se podía conseguir la hormona FSH purificada a partir de la orina, la cual tenía mucha más pureza.[9]

En la década de 1990, gracias al auge de la biología molecular, conseguimos ya crear la hormona FSH en el laboratorio, la denominada FSH recombinada, junto a muchos otros fármacos necesarios para la estimulación ovárica y su manejo. De la década de 1990 a la actualidad, la técnica se ha perfeccionado aún más, y las hormonas gonadotropinas creadas en el laboratorio han demostrado tener una alta pureza, una actividad específica y homogeneidad en su producción.[10] Por eso mismo, las estimulaciones ováricas pueden ser más controladas y ajustarse más a cada perfil de paciente.

¿Qué quiero decir con esto? Que nuestra generación ha heredado un conocimiento asombroso. Que hay miles de mujeres que han pasado por estimulaciones ováricas inciertas antes que nosotras. Y que, gracias a todas estas décadas, hoy en día podemos tener estimulaciones personalizadas y controladas.

Evidentemente, no dejan de ser fármacos, y no es cuestión de pasar por ningún tratamiento por el que no sea necesario pasar. Pero sí que veo en la consulta que, a veces, dan más miedo los 10-12 días de estimulación ovárica que, por ejemplo, la toma de pastillas anticonceptivas durante años. Creo que quizás se debe a que la mayor parte de la medicación usada en la reproducción asistida se inyecta, y eso siempre da más congoja.

Otro de los factores que suele provocar cierto miedo es pensar que con la medicación nos encontraremos mal, hinchadas, mareadas y con malestares varios. Lo cierto es que todas las que hemos pasado por una estimulación ovárica hemos estado pendientes de todos los síntomas negativos que podríamos tener, aunque, normalmente, hacen mucho más nuestra imaginación y nuestro miedo que la realidad.

En mi caso, te puedo decir que el mayor malestar que tuve fueron las molestias de los pinchazos en la zona abdominal y que, durante las dos semanas que duró la estimulación, sentía que tenía más olor corporal. Al fin y al cabo, son hormonas. Pero no fue nada que no pudiera solucionar con una ducha. Para mí, la mayor carga de esa medicación fue la preocupación de saber si estaba funcionando y si estaba yendo todo bien, más que una dolencia física en sí. En cualquier caso, debes preguntar a tu equipo biomédico para que te pueda aconsejar y realizar cualquier seguimiento personalizado, para evitar así cualquier molestia que pudieras llegar a tener.

LA INCOMODIDAD EN LA SALA DE ESPERA DEL CENTRO DE REPRODUCCIÓN

Las situaciones que llevan a una persona o pareja a acudir a un centro de reproducción pueden ser muy variadas. Las salas de espera de los centros médicos suelen ser sitios discretos e introspectivos, y las salas de espera de los centros de reproducción no son una excepción. De hecho, en general, puedes detectar esa sensación de que todo el mundo evita las miradas y nadie quiere estar allí por muy acogedora que sea esa sala.

Cada persona de la sala de espera tiene una larga historia a sus espaldas. Lo que está claro es que nadie va a un centro de fertilidad por placer, ya que nadie había pensado tener que recurrir a la reproducción asistida para tener a su bebé o se había planteado batallar contra la infertilidad o la esterilidad.

Un paciente se ponía de muy mal humor cada vez que tenía que ir al centro de reproducción a hacer cualquier consulta, visita o procedimiento. Ese mal humor se acrecentaba a medida que se acercaba la fecha y le distanciaba de su pareja, que intentaba hacer como si no pasara nada para normalizar la situación.

En cada visita, él no paraba de decir lo difícil que era y lo mal que lo pasaba teniendo que eyacular en una sala extraña para él y devolver el botecito lleno. En la consulta le planteé esta reflexión: «¿Y quién quiere estar allí y obtener una muestra?». Él concluyó que, evidentemente, nadie quería estar allí y pasar por eso, ni tener esas visitas ni someterse a un tratamiento... Esta reflexión le ayudó a enfadarse menos y a verlo como unos pasos necesarios hacia el objetivo.

A su vez, con la pareja trabajamos esa actitud de tratar de normalizar el proceso, como si no fuera nada, y de quitarle peso, porque sí que en su caso era un peso que tenían que aprender a sobrellevar.

EL COSTE ECONÓMICO DE LOS TRATAMIENTOS DE FERTILIDAD

¿Qué tiene que ver el dinero con la fertilidad? Pues, por desgracia, más de lo que pensamos en un primer momento.

Desde que empezamos con las pruebas de ovulación, con las vitaminas, con las consultas a especialistas, con las primeras analíticas, etcétera, va acumulándose una cantidad de dinero a la que no preveíamos hacer frente, porque, como hemos repetido, nadie espera que el embarazo tarde «tanto». Pero es que, además, si nos proponen un tratamiento de reproducción asistida, este presupuesto se dispara estrepitosamente.

La reproducción asistida es un procedimiento caro para la mayoría de las parejas. Y no solo es caro, sino que hay varios «extras» que para algunas parejas serán fundamentales y para otras no serán tan imprescindibles, como los test genéticos para conocer la viabilidad genética de los embriones, los cultivos largos para poder observar más días la evolución del desarrollo del embrión, el uso de incubadoras con más o menos prestaciones, la medicación, etcétera. Todo ello va encareciendo el procedimiento. Eso es así.

Si bien es cierto que hace unas décadas eran procedimientos mucho más caros y prohibitivos desde el punto de vista económico, a la vez que más rudimentarios, ahora podríamos decir que son cada vez más asequibles y tienen una tecnología más puntera. No obstante, sigue siendo, posiblemente, la mayor inversión que una persona o pareja puede hacer sin saber qué resultado obtendrá. Y eso, sin duda, provoca angustia e incertidumbre.

Negar que la parte económica tiene un peso importante en la mayoría de los tratamientos sería no estar viendo la situación al completo. Por lo tanto, es importante que os paréis a pensar bien en vuestras finanzas, en qué podéis hacer, cuándo y cómo, y en qué «extras» son imprescindibles en vuestro caso y cuáles no. Las clínicas suelen proponer todo lo que esté en sus manos para poder optimizar los resultados de vuestro ciclo y estar lo más cerca posible del positivo. Si la parte económica es un impedimento, preguntad qué es lo más imprescindible en vuestro caso y qué podéis ahorraros, para que de esta manera os ayuden a poder hacer frente al tratamiento más adaptado a vuestras necesidades.

En el capítulo siguiente, en el que hablamos de psicología, te propongo que te hagas un plan para los siguientes meses. En este plan también deberías tener en cuenta el presupuesto para saber qué hacer y cuándo sin que te pille luego por sorpresa.

LOS NUEVOS MODELOS DE FAMILIA EN AUGE

La Sociedad Española de Fertilidad (SEF) publica cada año datos sobre la utilización de las técnicas de reproducción asistida. Recientemente, ha hecho públicos datos sobre el auge del modelo familiar monoparental, en el que una mujer sin pareja recurre a las técnicas de reproducción asistida para formar una familia, siendo ella la única progenitora.

- Tratamientos de reproducción realizados en mujeres sin pareja en 2016: 4,4 por ciento del total.
- Tratamientos de reproducción realizados en mujeres sin pareja en 2020: un 8 por ciento del total.

En estos casos, el embarazo puede conseguirse por inseminación artificial, por FIV con óvulos propios, por doble donación (donación de óvulos y donación de espermatozoides) o por donación de embriones. Como ves, las opciones son varias.

A continuación te explico, a grandes rasgos, los modelos familiares más comunes que han surgido o que se han normalizado gracias a las técnicas de reproducción asistida.

Pareja heterosexual

Las técnicas de reproducción asistida ayudan a parejas heterosexuales que, por el motivo que sea, no pueden conseguir la gestación. El embarazo puede producirse con sus propios gametos (es decir, con el ovocito de la mujer y el espermatozoide del hombre) o por la donación de una de estas células, ya sea el espermatozoide, el óvulo o ambas.

Una vez nacido el hijo o hija, es decisión de la pareja si quieren decirle o no que fue concebido gracias a las técnicas de fertilidad y si las células reproductoras son propias o donadas.

Un nuevo modelo familiar que cada día veo más en la consulta es el de una pareja que se forma superados los cuarenta años de edad, en la que cada miembro tiene hijos previos de relaciones anteriores. Por tanto, ambos miembros habrían formado una familia en sus treinta y quieren formar una nueva unidad familiar tras cumplir los cuarenta. A veces, en estos casos, dada la edad materna, se puede utilizar el material genético del hombre, pero no el de la mujer, con lo que se tendrá que recurrir a una donación de ovocitos. De esta manera, simplificando mucho, ambos miembros habrían formado una familia a los treinta y una nueva unidad familiar a los cuarenta.

Pareja homosexual femenina

En el caso de parejas de mujeres, gracias a las técnicas actuales, se puede inseminar a una de ellas, o bien transferir a una de ellas mediante FIV el embrión resultante de la estimulación a su pareja y fecundado en el laboratorio. En cualquiera de estos casos, siempre necesitaremos el semen de donante.

Pareja homosexual masculina

Una pareja homosexual masculina solo podrá tener descendencia mediante FIV con donación de ovocitos y con la llamada subrogación uterina, o sea, que una mujer dé los ovocitos y otra mujer geste el embrión (la mujer que da los embriones y la que gesta pueden ser la misma persona).

A día de hoy están naciendo muchos bebés por gestación subrogada. Esto lleva a los diversos países del mundo a tener que posicionarse y legislar al respecto.

Mujer sin pareja

A mí no me gusta llamar a este modelo «madre soltera», porque su estado civil no tiene por qué tener relación con el modelo familiar. Supongo que el nombre más adecuado sería «modelo monoparental», ya que hay un progenitor con independencia de si está sola, casada, soltera, etcétera.

En este caso, la mujer necesita el semen de un donante y someterse a una inseminación artificial o una FIV. También es posible que, si no puede utilizar sus propios óvulos, tenga que recurrir a una donante de ovocitos y a un donante de semen, o directamente a la donación de un embrión.

Hombre sin pareja

En este caso nos pasa como en la pareja homosexual masculina: necesitamos un útero para gestar. Por tanto, un hombre en un modelo monoparental solo podría ser padre mediante subrogación uterina.

Transexualidad

Si estabas pensando que las opciones son amplias, cuando hablamos de reproducción y transexualidad el abanico es mucho más amplio. Se dan situaciones que la ciencia médica ha hecho posible y que se tienen que evaluar caso a caso y pareja a pareja. Es muy posible que sean casos que veremos de forma más habitual en los próximos años.

En las parejas transexuales se debe evaluar el género previo, el género actual y las características biológicas, tanto de la persona transgénero como de la pareja, que a su vez también puede ser transgénero. Por eso se debe estudiar caso a caso y personalizar cualquier tipo de tratamiento.[11]

Coparentalidad

La coparentalidad o *coparenting* es un nuevo modelo familiar en auge, que muy posiblemente se afiance en los próximos años. Se trata de dos personas que deciden ser padres sin tener una relación romántica previa. O sea, se juntan con el único objetivo de formar una familia. A partir de este objetivo puede haber diferentes «acuerdos», como vivir juntos o no, la forma de compartir gastos, el tipo de educación que van a dar a su hijo, etcétera. Es un modelo complejo, ya que hay un trabajo previo a la búsqueda del embarazo que es muy concienzudo.

Además, hay que valorar cómo quieren las dos partes conseguir esta gestación. Cabe recordar que no están permitidas las donaciones no anónimas de gametos y que se especifica que las técnicas de reproducción asistida son para la mujer y su cónyuge o marido.

En cualquier caso, este nuevo modelo familiar va abriéndose camino y es muy probable que en las próximas décadas hablemos sobre la coparentalidad.

RECUERDA QUE...

- La reproducción asistida consta de dos grandes técnicas principales: la inseminación intrauterina y la fecundación *in vitro* (FIV). En la inseminación, la fecundación se produce en el cuerpo de la mujer, mientras que en la FIV se produce en el laboratorio.
- En la inseminación, los espermatozoides pueden ser del cónyuge (inseminación intrauterina con semen de cónyuge) o bien de un donante (inseminación artificial con semen de donante.
- En la FIV convencional, juntamos los ovocitos maduros con una concentración controlada de los mejores espermatozoides y esperamos que la fecundación se produzca de forma natural. En la FIV con ICSI (*IntraCytoplasmatic Sperm Injection*), lo que se hace es inyectar un espermatozoide directamente dentro del ovocito.
- La transferencia embrionaria solo se da en procesos de reproducción asistida y es el procedimiento de depositar un embrión o varios en el útero de la mujer. En cambio, el proceso de implantación embrionaria lo realiza el propio embrión, que se implanta o no.
- Cuando llevamos a cabo un ciclo de reproducción asistida, ya sea por inseminación, FIV o cualquiera de los procesos con donación de por medio, hemos de tener presente que la tasa de éxito nunca es del cien por cien.
- La reproducción asistida es un procedimiento caro para la mayoría de las parejas. Sigue siendo, posiblemente, la mayor inversión que una persona o pareja puede hacer sin saber qué resultado obtendrá.

5

EMOCIONES, AUTOESTIMA Y RELACIÓN DE PAREJA DURANTE LA BÚSQUEDA DEL EMBARAZO

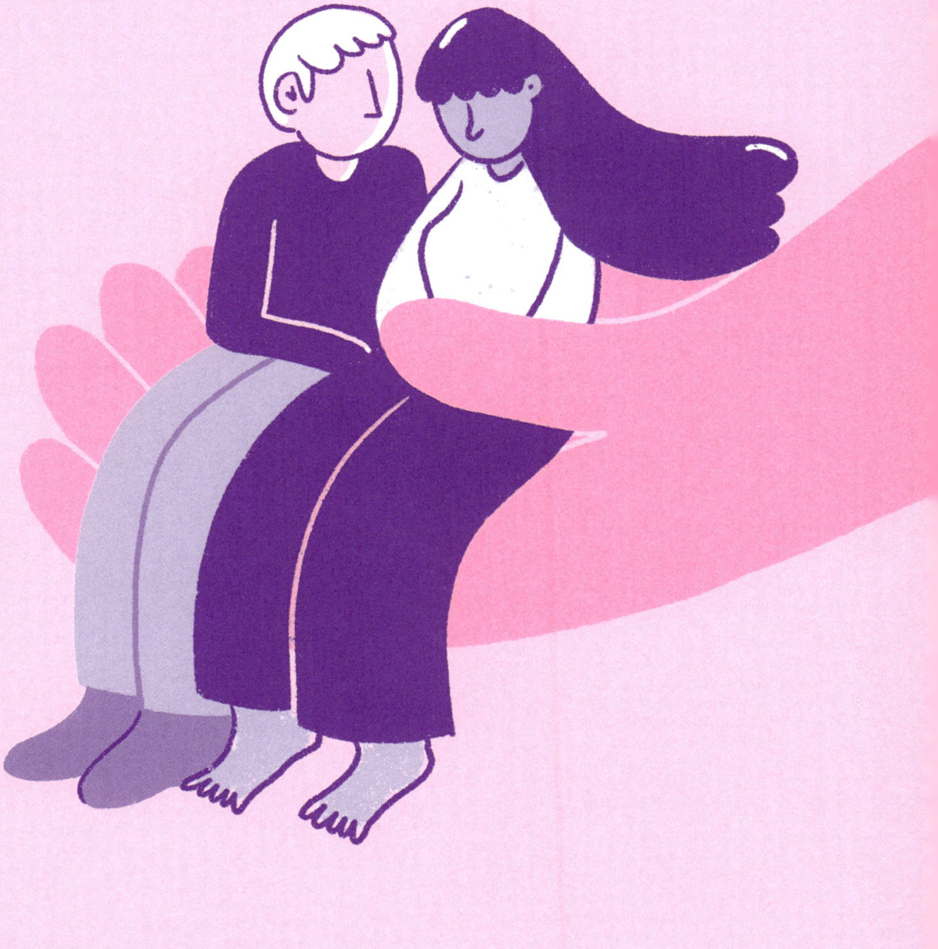

EMOCIONES DURANTE LA BÚSQUEDA DEL EMBARAZO

Iniciar la búsqueda de un embarazo es un momento vital impresionante, expansivo y lleno de ilusiones. Estás dispuesta a que tu vida cambie para poder gestar e incorporar una nueva vida, así que en el plano emocional hay muchos frentes que gestionar y reevaluar. Empezarás a plantearte cómo serán diferentes situaciones con tu bebé. Esa cena, esas quedadas... ¿Cómo será la Navidad que viene? ¿Cómo será el verano que viene? ¿Quizás no podrás ir de vacaciones a tal sitio? ¿Cómo te organizarás en el trabajo? Y un largo etcétera.

El problema surge cuando te vas planteando todos estos y otros miles de pensamientos, pero mes a mes no sucede el positivo y entramos en lo que denominamos una «montaña rusa emocional». En esta montaña rusa, tan pronto puedes sentir un subidón, estar ilusionada justo antes de la ovulación, pensando que «este mes sí», como derrumbarte ante los primeros signos de que te va a venir la regla. Suele ser usual sentir latigazos emocionales y no saber cómo proyectar el futuro inmediato, así como ir notando frustración y fatiga si mes a mes no sucede el embarazo.

El primer reto emocional al que nos enfrentamos son las expectativas frente a la realidad. Si tuviéramos expectativas de que vamos a tardar medio año o un año, ¿verdad que nos lo tomaríamos con más calma? La clave al inicio de la búsqueda del embarazo es no poner todas las expectativas en un único mes y verlo como un proyecto más largo. En este punto, lo que suelo recomendar es hacer un plan a varios meses vista.

La odiosa presión social

No creo que la presión social haya ayudado a nadie a lograr el embarazo, sino todo lo contrario. Tampoco los comentarios del tipo «relájate y te embarazarás».

Cada cual es libre de buscar o no el embarazo, ahora o en otro momento. En cualquier caso, no es un tema sujeto a debate social, sino que es algo personal y de la pareja, y son ellos quienes eligen si compartir o no que están buscando el embarazo y con quién lo comparten.

El problema está en que justo estamos en un cambio de tendencia. Hasta hace muy poco parecía que todo tenía que venir seguido: estudias, te casas y te embarazas, y el hecho de que esto ya no sea así, les choca a muchas personas. Y no es que tengan mala fe, sino que, para esas personas, un embarazo o un nacimiento es una cuestión social y no tan personal.

Seguramente, si estás leyendo este libro, habrás hecho frente a uno o varios comentarios y tendrás anécdotas que contar. Esa tía abuela que siempre pregunta... O esos amigos indiscretos... Paciencia, porque no los vas a cambiar. Lo que sí vas a cambiar es cómo expones este tema ante los demás.

Muchas pacientes me comentan lo presionadas que se sienten socialmente, y que justo en el momento en que están buscando el embarazo o que están más desanimadas, todo el mundo a su alrededor se embaraza. Esto responde a la atención selectiva: buscas el embarazo y ves embarazadas por todas partes. Ya estaban allí antes de que tú buscaras el embarazo, pero no las veías, o lo percibías como algo sin importancia, que no te hacía sentir mal.

A todas esas mismas mujeres que en este momento se sienten mal, les invito a que con el tiempo, cuando ya tengan a su bebé, digan desenfadadamente, si así lo sienten, que para ellas fue más difícil de lo que se habían imaginado, y no hace falta entrar en más detalles si no quieren. De esta manera, seguro que una mujer que se encuentre en un momento más vulnerable y que lo escuche se sentirá menos sola, más reconfortada y menos extraña por no ser capaz de lograrlo como ella se imaginaba.

Otra cosa que está ayudando mucho en el plano social es que haya famosas de talla mundial que comenten su relación con la infertilidad e incluso con los tratamientos de reproducción asistida. Así, personajes que hemos visto toda la vida, con quienes hemos crecido y nos caen bien, pasan por lo mismo que nosotras, y eso facilita sentir que pertenecemos a una tribu, que no estamos solas. Dos de estas carismáticas personalidades son Anne Hathaway y Jennifer Aniston; te invito a que busques y leas sus declaraciones sobre la fertilidad y la búsqueda del embarazo.

Gracias a ellas, y gracias a nosotras, vamos a ir cambiando y flexibilizando la mirada social y su presión sobre la maternidad, la fertilidad, la búsqueda del embarazo, las pérdidas gestacionales y los tratamientos de reproducción asistida. Contamos con tu granito de arena cuando puedas y como puedas.

La búsqueda del embarazo en pareja

Todas las emociones, la montaña rusa emocional, la presión social, etcétera, se comparte si estamos en pareja. Aunque también es cierto que al ser dos personas diferentes lo podemos vivir de manera muy distinta.

Para empezar, tenemos que ser conscientes de si quizás no queremos lo mismo en el mismo momento ni con la misma intensidad. Además, en el ámbito de la fertilidad suele ser habitual que uno de los miembros de la pareja tire más del carro, lo cual puede provocar a su vez desajustes que a la larga los vayan distanciando.

Por consiguiente, aparte de procurar un ambiente de empatía y respeto, las dos herramientas que resultarán útiles a la pareja en este momento son la comunicación y los pactos.

Será fundamental que podáis tener un espacio para hablar y comunicaros. Sin embargo, no todos los momentos ni tipos de comunicación serán recomendables o positivos. El momento de la búsqueda del embarazo puede llegar a ser muy abrumador, pero no por eso tiene que ser un tsunami que arrase con toda vuestra dinámica y con lo que habéis construido. Por lo tanto, a la fertilidad le vamos a dar el espacio que se merece, pero sin ser una apisonadora que lo abarque todo. Como suelo comentar en la consulta, somos más que una pareja que busca el embarazo y lo primero es cuidarnos, ya que esto es una carrera de fondo, no un *sprint*.

¿Cómo lo haremos? Pues definiendo un momento que os vaya bien a ambos para hablar del tema e ir construyendo y compartiendo. Tenemos que evitar encontrarnos en la situación en que uno de los miembros de la pareja no sabe cuándo sacar un cierto tema al otro y que el otro siente que en cualquier momento va a salir el tema otra vez. Imagínate que uno de los miembros está muy preocupado y quiere empezar ya la búsqueda del embarazo o un tratamiento de fertilidad, pero el otro no lo ve a así.

¿Qué hará el miembro que quiere iniciar la búsqueda o el tratamiento? Muy posiblemente, irá sacando el tema cuando haya una regla, cuando obtengan algún resultado de analíticas, cuando sean fechas importantes, cuando algún familiar o amigo diga que están gestando, etcétera. Y se lo comentará al otro miembro en el momento que le salga o que ya no pueda más: haciendo la cena, antes de ir al trabajo... Momentos que quizás fluyan bien en esa pareja y en ese momento, o quizás no. En este caso, puede ser que una parte necesite hablar porque lleva ya la mochila muy llena y la otra parte no esté para nada pensando en eso y le pilla siempre desprevenido.

¿Qué le pasa al miembro que no quiere iniciar la búsqueda del embarazo o del tratamiento, o que no está tan preocupado? Posiblemente sienta que ese es un foco de conflicto con el que no se encuentra muy conectado. Desea que casi es mejor que no salga el tema, y cuando sale, quiere que pase pronto. No sabe exactamente cuándo la otra parte le va a volver a preguntar, insinuar o insistir en la búsqueda del embarazo, y por eso puede que siempre o casi siempre se encuentre medio a la defensiva e inquieto por el malestar que está viviendo el otro miembro de la pareja.

Aunque lo descrito puede ser una dinámica habitual, es evidente que no siempre es así. Hay de todo y existen muchas dinámicas diferentes.

Ni a medio plazo ni a la larga nos resultará útil evitar el tema o explotar en cualquier momento. Por lo tanto, lo ideal en estos casos es pactar un momento en el que hablaremos de ese tema. Un momento con las características definidas. Por ejemplo, el primer domingo de mes salimos a pasear o hacemos ese almuerzo y es entonces cuando hablamos del tema. Al poder definir un día, un lugar, una hora y una duración, el miembro de la pareja que tiene ganas de hablar del tema siente que tiene su espacio y el otro siente que es ese momento en el que van a hablar y que no le puede venir el tema de cualquier modo en cualquier momento de cualquier día.

Esta dinámica de pactar los momentos en que vamos a hablar de la fertilidad con la pareja es muy útil si lo vivimos de una manera muy diferente o si sentimos que necesitamos ese espacio. Sin embargo, bien puede ser que no sea lo que vosotros necesitáis si este tema fluye sin ningún conflicto.

Los pactos en la pareja son importantes para mantener un mismo rumbo, objetivo y velocidad. De lo contrario, con el tiempo aparece lo que se llama «pareja divergente», en la que los objetivos vitales se han distanciado tanto que vamos en direcciones opuestas.

Gracias a la comunicación podemos entender al otro y gracias a los pactos podemos construir con el otro, aprovechando tanto lo que nos une como respetando las diferencias y necesidades de cada uno de los miembros.

Estos son algunos ejemplos de pactos a los que debería llegarse durante esos momentos de comunicación con la pareja:

- Si el ciclo que viene no es positivo, haremos tal prueba.
- Si las navidades que viene no tenemos el positivo, iniciaremos el estudio de fertilidad.
- Empezaremos a buscar cuando terminemos esa formación o proyecto.
- Si en los resultados no sale ningún diagnóstico que indique problemas de fertilidad, buscaremos durante tres meses más antes de hacer la siguiente prueba.

Al crear estos pactos, estáis construyendo vuestro plan y os alejáis de la idea preconcebida de que todo surge de manera espontánea y mágica. En contadas ocasiones, esto es así y todo fluye, pero la mayoría de las veces no todo es tan fácil, ni tan bonito, ni tan idílico como los cuentos nos hacen creer. Comentar y planificar las cosas que nos inquietan y darles un lugar es importante para cualquier pareja, y no esperar que todo fluya mágicamente. Tampoco es sensato esperar que mi pareja me lea la mente porque me conoce mucho. Si yo no le cuento cómo estoy y cómo voy cambiando con los años, mi pareja, por el momento, no podrá leerme la mente.

Crea tu propio plan

Mejor que planear mes a mes, define un plan de medio año. Así le quitarás presión a este mes y tu montaña emocional podrá ser más manejable, manteniendo más la perspectiva y las fuerzas.

Ve a buscar ahora mismo lápiz y papel, hazte una tabla con los meses siguientes y apunta, por ejemplo, todas estas variables relacionadas con la fertilidad (puedes añadir las que quieras):

- Citología actualizada
- Seminograma actualizado
- Contactar con el especialista de fertilidad
- Revisar con un especialista la suplementación de fertilidad
- Iniciar terapias naturales
- Actualizar datos de la reserva ovárica
- Plantear tratamiento
- Planificar transferencia de embrión (o embriones).

Ten en cuenta que esto será diferente en cada caso, ya que depende de si estás al inicio de la búsqueda, de si ya te están programando pruebas como la histerosalpingografía o de si estás en un proceso de reproducción asistida, o de transferencia embrionaria, etcétera. Además, es interesante que en cada mes que has anotado apuntes las características del ciclo y sepas aproximadamente cuándo caerá vuestra *hot week* para que puedas programar alguna escapada o buscar cualquier excusa para celebrar lo que sea y, de esta manera, que sea una semana más amena.

Un fallo habitual es querer quemar todos los cartuchos de golpe, hacerlo todo y ya, o no hacer nada porque ya estamos hartos. Es normal. La idea es no hacer ni tanto ni tan poco, que lo puedas ir haciendo para que sea todo más llevadero, y dar margen para que surja el positivo sin tanta presión. Además, si te haces un plan a varios meses vista y aparece el positivo antes, pues nada, se rehace el plan, que para eso está.

Es importante tener siempre un plan B, sobre todo en el marco de la reproducción asistida. Como habrás visto, las técnicas no siempre tienen un resultado positivo, así que es importante que tú ya tengas pensando el plan B en caso de que no funcione. Y si no funciona, quizás no se trata de complicar más tu plan B e ir al siguiente escalón de reproducción asistida, sino que dentro del plan B puedes explorar todo el abanico de opciones, desde seguir con lo mismo a cambiar de técnica, a complicarla, a parar, a darte un tiempo e incluso a dejar de buscar el positivo si así lo consideras. No hay una sola respuesta correcta ni un camino ideal. Es tu vivencia y las opciones están allí para completarla, no al revés.

La búsqueda del embarazo en solitario

En general, solemos pensar que si buscamos el embarazo en el marco de un proyecto monoparental, todo será más fácil, porque no tendremos que debatir nada con nadie y todas las decisiones serán unilaterales. Pero nada más lejos de la realidad. La búsqueda del embarazo en solitario puede ser igual o más complicada que en pareja.

Para empezar, estás tú contigo misma. Eso, aunque parezca sencillo, puede no serlo, ya que a título individual podemos llegar a ser muy intensas y, a veces, el hecho de estar en pareja y tener que pactar nos ayuda a regularnos. Si no tengo que equilibrarme con nadie, me puede resultar mucho más fácil «dispararme». Por eso, aunque busquemos el embarazo sin pareja, los momentos y los pactos contigo misma deben existir y deben respetarse.

En este tipo de búsqueda del embarazo tienen cabida desde mujeres que lo transitan solas a mujeres que tienen algún familiar o amiga de confidente, a mujeres que están dentro de grupos de apoyo específicos de este modelo familiar. Todo está bien. Lo imprescindible es detectar lo que tú necesitas y entender que no por avanzar sin una pareja al lado te saltas estos momentos de reflexión y charla personal, ya sea contigo misma, con alguien o con un grupo.

Sexualidad e intimidad

Los estudios muestran con bastante claridad que las parejas con problemas de fertilidad tienen, en consecuencia, más probabilidades de presentar disfunciones sexuales.[1,2] Puede tratarse de un deseo sexual nulo o menor; disfunción eréctil; eyaculación precoz, ausente o tardía; ausencia de orgasmos; dolor en la penetración, etcétera.[3] El problema se agrava cuando vemos muy diferente el sexo por placer frente al sexo reproductivo.

Los peligros del «hoy toca»

El «hoy toca» a la hora de programar las relaciones para buscar el embarazo suele ser una práctica bastante frustrante. Como hemos comentado, puede que en el plano biológico no estemos muy acertados, pero es que, además, puede atacar directamente a la autoestima tanto femenina como masculina, ya que se pasa de tener sexo por placer a tener sexo con fines meramente reproductivos.

En este caso, es muy probable que la mujer sienta que es ella la que siempre está buscando al hombre en función del ciclo ovárico y presionada por ese momento, pero sin ningún deseo sexual subyacente. La parte masculina puede sentir que ella solo le busca esos días, que no hay un deseo real y que solo le busca como «inseminador». En ambos casos se daña la autoestima de cada parte y también la relación de pareja.

Si notáis que os está pasando, lo mejor es hablarlo. Si lo necesitáis, haced un breve parón para sentir que queréis estar juntos más allá de la esfera reproductiva.

Vino a consulta una pareja que hacía más de dos años que buscaba el embarazo. Aparentemente, en las analíticas todo estaba «bien» y aún eran jóvenes, por lo que querían seguir buscando el embarazo de forma natural. El problema en los anteriores casi doce ciclos es que ella controlaba a la perfección y con demasiado entusiasmo el ciclo ovárico, y solo le buscaba a él para las relaciones íntimas cuando «tocaba». Él, a su vez, se sentía desconectado del proceso, de tantas pruebas de ovulación y de tantas tomas de temperatura basal, y creía que ella solo le buscaba para tener relaciones cuando a ella le interesaba, lo cual le hacía sentir poco deseado y un mero instrumento del proceso de su pareja.

En este caso, trabajamos más en el plano de la intimidad y la comunicación para poder reconectar la sexualidad en todas las fases del ciclo menstrual, ya que, a consecuencia de cómo vivían la búsqueda, estaban teniendo pocas relaciones sexuales, muchas veces incompletas e insatisfactorias, que creaban frustración y distanciaban aún más a la pareja. En este caso, a los meses de reconectar la intimidad y la comunicación, se consiguió el positivo de manera natural.

Si vivimos la sexualidad como un momento íntimo, de conexión, de compartir con la pareja, tendremos sexo por placer, con independencia del momento del ciclo, de si estamos buscando el embarazo o no. Pero si vivimos el sexo como el medio que nos permitirá embarazarnos, será un sexo meramente reproductivo, más mecánico, y si el objetivo no se consigue, este sexo perderá sentido y se verán perjudicadas nuestra sexualidad, intimidad y autoestima.

Visité a una pareja que llevaba ya años buscando el embarazo sin un diagnóstico claro. Querían prepararse para un ciclo de reproducción asistida.

Mientras habían buscado el embarazo de forma natural, la sexualidad había quedado muy dañada, ya que tenían relaciones solo «cuando tocaba», si es que las tenían, y las probabilidades de lograr el embarazo eran realmente muy bajas. Anteriormente decían haber tenido una vida sexual activa y plena.

En cuanto se puso en un calendario cuándo, dónde y cómo harían el ciclo de reproducción asistida, volvió a florecer la conexión sexual. Cuando al sexo le sacaron el peso de la reproducción, lo volvieron a disfrutar.

Se busque o no el embarazo, necesitemos o no un proceso de reproducción asistida, gozar de una sexualidad sana es importante para la autoestima y el bienestar de la pareja. Para poder trabajar esta sexualidad, los pilares son la intimidad y la complicidad, que se consiguen de nuevo trabajando la comunicación y, en este caso, también mediante el juego, cambiando variables (dónde, cuándo y en qué orden), ya que, con el tiempo, las relaciones tienen a ser cada vez más metódicas y rutinarias. Es interesante, de vez en cuando, desordenarlo todo: momento, lugar y orden.

Si sientes que este es vuestro caso y que no acabáis de encontrar la dinámica, no dudéis en contactar con un especialista en sexología que os pueda orientar y acompañar en este proceso. Hay multitud de herramientas para cada tipo de pareja y situación, con pautas muy diversas. Además, al margen de la cuestión de la fertilidad, es importante tener una sexualidad sana individual o en pareja, no solo en el plano psicológico, sino también en el físico, ya que tiene importantes beneficios en el suelo pélvico femenino[4] y en la salud masculina.[5] En cualquier caso, si no hay ninguna contraindicación médica específica, no os hará daño tener una sexualidad sana.

Reproducción asistida y psicología

Los estudios son claros: las parejas que acuden a tratamientos de reproducción asistida presentan niveles de estrés y ansiedad elevados, así como mayores índices de depresión, siendo estos más acusados en las mujeres que en los hombres. De hecho, un estudio realizado en mil parejas que acudían a un centro de reproducción asistida reveló que casi el 15 por ciento de las mujeres presentaba síntomas de ansiedad y casi un 18 por ciento, síntomas depresivos; en el caso de los hombres, estos porcentajes eran del 4,5 y el 7 por ciento, respectivamente.[6]

En otro estudio en el que se preguntó a más de mil quinientas parejas el motivo por el que no seguían con el tratamiento de reproducción asistida, el 36 por ciento declaró que lo dejaba por estrés psicológico.[7] Otro artículo que reunía los datos de varios estudios demostró una asociación pequeña, pero estadísticamente significativa, entre el estrés y la reducción de las tasas de embarazo clínico tras un tratamiento de reproducción asistida.[8]

¿Eso quiere decir que debemos dejar de hacer tratamientos de reproducción asistida porque son estresantes? No, claro que no. Quiere decir que estos tratamientos son estresantes y que, por lo tanto, debemos hacer una preparación y tener un apoyo y un seguimiento adecuados.

La incertidumbre, la ilusión, las hormonas, la montaña rusa, el coste económico... todo suma para que se convierta en una mezcla difícilmente manejable. Además, nadie nos prepara para la subfertilidad o la infertilidad. De hecho, no hay nadie o casi nadie que, de buenas a primeras, pensara que para embarazarse tuviera que pasar por ahí. Nadie está ahí por gusto, y todas las parejas tienen un largo recorrido y llevan a sus espaldas una pesada mochila.

Por desgracia, hay eventos traumáticos o estresantes en la vida que no son previsibles y que desde el punto de vista emocional manejamos como podemos. Pero en el caso de la reproducción asistida, que es un evento médico programado y previsible, ¿por qué nos cuesta tanto tener en cuenta la salud mental y el bienestar emocional?

Si este es tu caso y te encuentras preparando un proceso de reproducción asistida, o ya estás en un ciclo en marcha, te recomiendo que no dejes la salud mental como si fuera un complemento. Eso hará que vivas el proceso de una forma mucho más positiva, que entiendas tus emociones, les des un espacio y las puedas expresar y compartir con tu pareja.

EMOCIONES DURANTE LA REPRODUCCIÓN ASISTIDA

Los procesos de reproducción asistida son sumamente potentes en el plano emocional. Yo no he visto todavía a ningún paciente que lo pase como si nada. De hecho, si lo vivieran así, creería que hay algún problema detrás que no le deja vivir o expresar la intensidad con la que se transita un proceso de este tipo.

En el proceso de reproducción asistida existen tres periodos de emociones que explicaré a continuación.

Primer periodo emocional: cuando te planteas si eso es para ti o no

Que existan estas técnicas no quiere decir que tengas que pasar por ellas. Es una decisión personal. En mi caso, mis analíticas y mi situación personal no me obligaban en ningún caso a tener que pasar por un tratamiento, y estuve bastante tiempo dándole vueltas.

Este periodo en el que te haces analíticas, visitas clínicas y te interrogas a ti misma para proyectarte o no haciendo estos tratamientos suele ser el periodo más largo de la reproducción asistida, aun sin estar propiamente dentro de un proceso de reproducción asistida. Las pacientes se asombran cuando les digo que si se deciden a llevarlo a cabo, entonces todo va mucho más rápido. La mayoría de las veces no me creen y me miran con cara de incredulidad. Después, echando la vista atrás y valorando el tiempo y la energía de este primer periodo, ven que la subida larga y tediosa a la montaña fue todo el periplo de analíticas, reglas, dudas, resultados, etcétera, que puede ser más o menos largo en cada caso.

Segundo periodo emocional: la inmersión en el proceso

Ya estás en tratamiento, ya sea una inseminación, una estimulación propia para preservar fertilidad o hacer una FIV, o incluso un proceso de donación de ovocitos. Aunque no te mediques para la estimulación ovárica, van a ser unas pocas semanas de máxima intensidad concentrada.

Seguramente, para llegar a ese punto llevas años o, como poco, meses, y de repente pasan cosan casi cada día. Se inicia el ciclo menstrual, empiezas con la medicación y, a los pocos días, te hacen las primeras ecografías para ver qué tal está funcionando la estimulación, o cómo está el endometrio en caso de recibir ovocitos o preparar una transferencia. Cada ecografía es un misterio porque cada ciclo puede ser diferente al anterior.

En mi caso, en el que casi anulamos el primer ciclo de estimulación por una baja respuesta, vivía las ecografías como un antes y un después, como un gran examen de mis ovarios que decidiría si podría congelar óvulos o no. Ciertamente, es un momento intenso porque tienes información de cómo está respondiendo tu cuerpo a la medicación y qué previsión tendréis para los próximos días, porque, claro, hasta tener esa información no sabes cuándo será tu siguiente ecografía o la retirada de ovocitos.

En este punto, lo más importante es ser lo más resiliente posible. Estás haciendo todo lo posible y lo que te facilitará los siguientes pasos es ser flexible y adaptarte a la respuesta de tu cuerpo. Ten en cuenta que, en esta primera fase del ciclo, cuando empieces las ecografías, tendrás información cada dos o tres días.

El siguiente pico emocional lo encontramos el día en que vamos al quirófano para la retirada de los ovocitos y, en el caso de la inseminación, el mismo día de la inseminación, con los datos de los resultados de los espermatozoides y su calidad. En la retirada de los ovocitos suele asustar más la palabra «quirófano», pero, por lo demás, la emoción recae en los nervios de saber si se habrán recuperado todos los ovocitos y si estos serán maduros. En el plano físico, ese será un día de reposo, y el hecho de dejar la medicación pinchada suele ser un alivio para la mayoría de las mujeres, ya que no hay que estar pendiente del reloj ni está en sus manos el cuidado de esos ovocitos.

Desde el día de la retirada hasta la transferencia se recibe información casi a diario. Como esos días los embriones están fuera del cuerpo y están cuidados y constantemente vigilados por los embriólogos, tenemos información casi cada día, si no cada día. Cada laboratorio tiene su protocolo, así que te comunicarán cada cuándo se pondrán en contacto con vosotros y de qué manera. Pero, desde luego, tener información diaria de la evolución es increíblemente intenso y, normalmente, no da tiempo a pensar y a divagar mucho, dada la velocidad en la que se reciben nuevos datos durante la blastoespera.

Si la blastoespera ha finalizado con éxito, nos encaramos a la transferencia. No suele ser el momento más angustioso de la reproducción asistida, ya que si hemos llegado a la transferencia, quiere decir que el proceso hasta ese momento ha ido bien. No obstante, el miedo a que el embrión se encuentre en óptimas condiciones, a que «se caiga» al salir andando de la clínica, a que no se pueda hacer la transferencia por algún motivo o a que esta duela suelen ser las emociones negativas más intensas de este momento. Sin embargo, también hay emociones buenas, porque saldrás con tu embrión dentro, y eso llena de ilusión y de esperanza.

Y si los días desde la punción a la transferencia te han parecido intensos, es muy probable que la betaespera te resulte larga e increíblemente tediosa. La mente te jugará malas pasadas: «Si haces eso, no se te implantará», «Si haces eso, seguro que se implanta», «¿Y si...? ¿y si...? ¿y si...?». Hay demasiados días para pensar demasiadas cosas una vez que tienes dentro el embrión. Un poquito más adelante en este libro te hablaré de las diferentes técnicas para abordar la situación, ya sea en solitario o en pareja, así como de «la hora del pánico», que espero que te ayude mucho en estos largos días que tendrán que pasar sí o sí antes de saber el resultado.

Tercer periodo emocional: los resultados

Siendo prácticos, después de la betaespera hay dos tipos de resultados, el positivo y el negativo.

Evidentemente, todo el mundo quiere que el resultado del ciclo de reproducción sea positivo. Si en efecto es positivo, eso no quiere decir que la intensidad deje de existir, ya que a partir de aquí se requerirán una larga lista de ecografías y pruebas. Es un error pensar que cuando salga una prueba positiva ya estará todo y el objetivo se habrá cumplido. Es importante que midas tus energías porque la aventura continua y tendrás que enfrentarnos, aunque alegremente, a nuevos miedos.

Si el resultado del ciclo de reproducción es negativo, o tenemos el plan de cómo seguir muy claro, es importante parar y reflexionar. No por ir más deprisa nos vamos a embarazar antes. Nunca, y digo nunca, vamos a estar preparados para un negativo.

Si no funciona un tratamiento de reproducción asistida, debemos darnos un tiempo, que será diferente en función de cada persona, pareja y tipo de tratamiento, para pensar si se quiere repetir, cambiar o dejar de buscar el embarazo, una opción que siempre está ahí. En cualquier caso, mi recomendación es ser conscientes de si estamos siguiendo por inercia o no. En la reproducción asistida, la inercia no es buena porque nos lleva a hacer tratamientos a una velocidad e intensidad que quizás no es la adecuada para nosotros y es muy fácil que la montaña rusa nos acelere y nos reduzca el campo de visión.

DUELOS EN EL TERRENO DE LA FERTILIDAD

Duelo y fertilidad parecen palabras contradictorias. No acostumbramos a asociarlas, pero, por desgracia, en el camino a la fertilidad hay varios duelos que pueden acontecer y que son difíciles de gestionar. Es importante que les hagamos caso y les demos el espacio que necesitan.

Para empezar, cuando la subfertilidad o la infertilidad entran en nuestras vidas, porque así nos lo diagnostican o porque no se produce el embarazo durante un largo tiempo, se nos genera un sentimiento de duelo al darnos cuenta de que quizás no es tan fácil el embarazo en nuestro caso, de que no lo vamos a conseguir como queríamos y como pensábamos que iba a ser. Posteriormente, si necesitamos acudir a un tratamiento de reproducción asistida, este duelo vuelve con fuerza, ya que nuestra situación ideal no contemplaba medicalizar un proceso que intuíamos como espontáneo, natural y hasta con toques románticos y mágicos. Este pasa a enmarcarse en un entorno hospitalario, blanco y limpio, y quizás un poco frío.

Otro importante tipo de duelo en el ámbito de la fertilidad es el denominado «duelo genético», que se da cuando uno o ambos miembros de la pareja recurren a una donación de gametos (es decir, a una donante de ovocitos, un donante de semen o una donación de embriones) porque no pueden utilizar su propio material biológico. Los motivos médicos para recurrir a la donación pueden ser varios, pero en el plano psicológico siempre se genera un proceso de duelo genético, en el que el miembro de la pareja que requiere la donación, o ambos, pasan por un proceso de adaptación emocional en el que valoran cómo será su futuro si recurren a esta técnica y valoran si es una opción para ellos o no. Evidentemente, no hay una respuesta correcta y es una decisión individual, personal e intransferible que se debe tomar con calma.

Otro duelo que puede acontecer en la búsqueda del bebé es el duelo por la pérdida gestacional, un evento traumático que afecta a la salud mental y física de la mujer o la pareja que lo sufren.[9] Desde mi punto de vista, como bióloga y psicóloga de la reproducción, no cabe duda de que, ante una pérdida gestacional, hay que recurrir a especialistas en salud mental, grupos de apoyo y acompañamiento personalizado, en vez de pasar por esta durísima pérdida sola o solos.

Todos estos duelos que hemos comentado son normales y naturales en esas situaciones y debemos transitar por ellos para poder continuar, sea el camino que sea. Cada persona necesitará un tiempo y unos apoyos diferentes. Lo importante es no quedarnos en el duelo sin poder continuar, sin poder progresar en nuestro camino, y pasar por un duelo doloroso que no paralizante.

EL DESGASTE EN LA BÚSQUEDA DEL EMBARAZO

Buscar el embarazo puede llegar a desgastarnos mucho, sobre todo en torno a tres pilares: el desgaste físico, el desgaste emocional y el desgaste económico. Al centrarnos en uno, no deberíamos olvidarnos de los otros.

Desde el punto de vista físico, hay un desgaste, tanto si se usan técnicas de reproducción como si no. Tomarse la temperatura, tomar vitaminas, hacerse exámenes médicos y pruebas varias, estar al tanto de la semana fértil, mantener el peso adecuado, controlar la ovulación, seguir tratamientos, etcétera. En este sentido, buscar el embarazo puede ser físicamente muy cansado.

La parte buena es que para potenciar tu fertilidad estás potenciando a la vez un cuerpo sano, y trabajar en aras de tener un cuerpo sano siempre es positivo, ya que te nutres bien, descansas bien, haces ejercicio, etcétera. No hay que esperar a cuidarse físicamente cuando se está embarazada, sino que el embarazo se cuida desde antes de la concepción. En este caso se trataría de un desgaste físico productivo. Pero también hay un desgaste físico que no es productivo, y es aquel que te obliga a tener alarmas para tomar la medicación o las vitaminas, a recibir tratamientos médicos y hormonales, etcétera. En este sentido, por ejemplo, cuando hay una pareja que hace mucho que busca el embarazo y se van de vacaciones o paran unos meses, les recomiendo incluso dejar de tomar las vitaminas para que desconecten de verdad. Les aconsejo que no se tomen la temperatura ni estén pendientes de cuándo se ovula, que realmente hagan unas «vacaciones de la búsqueda de embarazo», cuidándose físicamente, pero sin otros desgastes físicos del día a día.

Esto enlaza con el otro tipo de desgaste, el desgaste emocional, que genera el hecho de estar pendiente, de sentir el peso y la angustia de buscar el embarazo sin que este llegue. En este tipo de desgaste será habitual que uno de los miembros de la pareja tire más que el otro, o tenga unas habilidades diferentes para afrontar este tipo de desgaste. Yo recomiendo aplicar todas las prácticas individuales y de pareja que propongo en el siguiente apartado.

Por último, pero no por ello menos importante, está el desgaste económico. Cuando ya estás agotado de toda la incertidumbre y de todas las pruebas médicas, te das cuenta de que buscando el embarazo también puedes llegar a agotar tus ahorros. Cada persona o pareja necesita un tipo de apoyo o tratamiento diferentes. Mi recomendación es que reúnas toda la información acerca de vuestras necesidades y las tengas en cuenta en tu plan hacia el embarazo. Si al final no se necesita ese tratamiento, genial. Pero si se necesita, conocerás los costes de antemano y no recibirás esta importante información en un momento en que te sientas más vulnerable. Normalmente, el aspecto económico suele ser uno de los factores que más preocupan a quienes recurren a un tratamiento de reproducción asistida. Sin embargo, aunque no haya un tratamiento de reproducción asistida, también es importante subrayar que puede haber un desgaste económico importante derivado de las vitaminas, las pruebas, las visitas a profesionales, etcétera.

Para poder abordar y planear todos estos puntos, creo que es importante ir bien acompañados y asesorados. Dado que el campo de la fertilidad y la infertilidad es tan amplio, y cada vez tiene más necesidades, van surgiendo profesionales especializados, ya que es muy difícil encarar todo este mundo sin saber de antemano toda su profundidad. Por ello, quiero que este libro te ayude a tener todas las herramientas necesarias. En cualquier caso, ten en cuenta que no estás sola en este camino.

LA PSICOLOGÍA EN EL TERRENO DE LA INFERTILIDAD

Cuando una pareja que está buscando el embarazo recurre a la psicología para que le ayude a gestionar este proceso, abordamos el momento y la situación desde dos frentes: individual y de pareja. Las estrategias dependerán mucho del criterio profesional, del tipo de perspectiva y de las necesidades de cada pareja. Todas las opciones que ayuden son válidas, pero lo importante es encontrar lo que ti te va bien.

Gestión individual

Identificar emociones

Suena fácil, pero no lo es. La capacidad de identificar y entender las propias emociones no suele ser una habilidad ni extendida ni sólida. La sociedad en la que vivimos nos ha llevado a sentir que es bueno estar siempre felices y bien, sin que exista un abanico de opciones y matices para cada una de las emociones.

Es importante que te conozcas y también que veas cómo vas cambiando con el tiempo, con las situaciones, etcétera.

> Te invito a que cada día apuntes en un diario o aplicación cómo te sientes, sin juzgarte, sin pensar si esa emoción es «buena» o «mala».
>
> Este ejercicio te fuerza a que pares un momento y sientas cómo estás. Además, te ayuda a ir encontrando matices en tus emociones.

El autocuidado

No te olvides de ti. A mi consulta acuden muchas personas que van con tantas prisas y cargas que no tienen tiempo para sí mismas. El trabajo, las obligaciones, la familia, el ajetreo del día a día...

Priorizarse y darse autocuidados pasa a un segundo o tercer plano, cuando debería ser al revés. En general, siempre recomiendo a todas las mujeres que están buscando el embarazo (y más si están en un proceso de reproducción asistida) que, una vez a la semana, se den un homenaje, con independencia del momento del ciclo en que estén y de todo el proceso. También les aconsejo que continúen con ese homenaje una vez que se obtenga un resultado positivo. Puede tratarse de un masaje relajante, de un paseo por aquel sitio que nos gusta y al que nunca encontramos el momento de ir, o de leer un buen libro en el parque.

Pensamientos automáticos

Los pensamientos automáticos son aquellos que vienen de manera repetida y repentina, sin que haya un trabajo mental activo que nos lleve a ellos. En el terreno de la fertilidad suele ser muy habitual presentar pensamientos automáticos e intrusivos, los cuales son a su vez un incordio importante. Esos pensamientos surgen cuando vemos a una embarazada, cuando ignoramos en qué momento vamos a ovular y lo calculamos cien veces, cuando no sabemos si nos va a bajar la regla o no, cuando pensamos en qué pasará si no lo conseguimos, cuando vemos que esa amiga o familiar ya lo ha conseguido y nosotros todavía no y sentimos rabia, y un larguísimo etcétera.

La tendencia más habitual es tratar de esconder, evitar o tachar de negativos estos pensamientos que vienen de forma automática y sin permiso. Pero lo cierto es que vienen porque los niveles de ansiedad están tan elevados que por algún lado deben salir. En estos casos podemos poner en práctica dos técnicas diferentes: la hora del pánico y la restructuración cognitiva.

La hora del pánico

Esta es una herramienta que empecé a utilizar hace mucho tiempo, cuando ya notaba que las personas esperaban a venir a la consulta para «explotar» después de estar contenidas toda la semana o todo el tiempo entre consulta y consulta. En ese estado apenas podíamos trabajar. Por lo tanto, debíamos intentar métodos que permitirán «explotar» de forma segura y controlada, para así poder trabajar más profundamente en la consulta.

De aquí surgió la idea de «la hora del pánico». Consiste en que, en un momento del día y en el lugar que tú escojas, puedas dar rienda suelta a esos pensamientos que te inquietan en relación con la fertilidad. Sin mirar atrás, sin juzgarte. Esos pensamientos tienen derecho a estar allí, y si no los dejas salir, se enquistan y se vuelven más oscuros. Harás como si abrieras una olla que está a punto de llegar a ebullición. La destaparás en un momento y un lugar que te vayan bien, y así no te sentirás todo el tiempo a punto de explotar ni evitarás identificar tus emociones por miedo a abrir la caja de Pandora y desbordarte. Te desbordarás de forma contralada.

Así pues, elegirás una hora y un lugar determinados. Durante cinco, diez o quince minutos dejarás salir todos los miedos y los pensamientos intrusivos. Hay pacientes que utilizan el momento de la ducha, otros se ponen una canción de fondo y otros prefieren escribirlo. Lo importante es desahogarte con permiso.

A medida que vayas entrenando el hábito de desahogarte unos minutos cada día, sentirás que tu mochila se vacía un poco y que te «atacan» menos los pensamientos intrusivos. Entonces será más fácil que puedas pasar a trabajar otras emociones importantes y a gestionar bien los picos de ansiedad.

Eso no quiere decir que vayas a dejar de tener pensamientos intrusivos, sino que vas a tener menos y a pensar en ellos cuando te vaya bien. No pensarás en ellos en el trabajo, en medio del supermercado o en una salida con amigos: rebajar esa capa de presión te permitirá gestionar mejor la situación en general. De manera que si entra un pensamiento intrusivo cuando no toca, tranquilamente lo guardarás para tu hora del pánico, o sea, le darás permiso para estar, pero le dirás: «Luego te pienso, que ahora no me va bien». Si aun así no se va y se queda, entonces sí que debes forzar el cambio de pensamiento, describiendo, por ejemplo, qué ves en ese mismo momento o intentando recordar lo que has almorzado.

Restructuración cognitiva

En la restructuración cognitiva, lo que procuras es pensar, ver y sentir diferentes maneras de enfocar ese mismo momento o evento. No cambia lo que está pasando, sino cómo lo vives y procesas.

Por ejemplo, al inicio del libro hablábamos de la semana fértil y de cómo una paciente le había dado la vuelta, así que en vez de ser una semana que suponía un peso para la pareja y les comportaba obligaciones, se había transformado en un juego, al que llamaba *hot week*. Así creaba una dinámica divertida, íntima y en equipo con su pareja. Otro ejemplo es aquella paciente que, después de recibir varias noticias de amigas y familiares que se embarazaban y vivirlo mal, decidió vivirlo mejor y le encontró la cara positiva: podía preguntar todas sus dudas respecto al embarazo y a la crianza a su círculo, y le darían un montón de ropa y utensilios de crianza. Eso no hace que no lo pase mal un momento ante la noticia, pero de esta manera reenfoca y puede vivir la noticia, el embarazo de su amiga y la búsqueda de su propio embarazo de manera más positiva.

También es posible que te encuentres en una situación en la que no puedas hacer otra lectura, que lo veas todo con el tono negativo y con una pátina gris. Si es así y no le puedes dar la vuelta ni ver ningún matiz, comparte tu situación con seres queridos, e idealmente con un profesional que te ayude a ver todo el abanico de matices que tiene la situación. Rara vez es todo tan negro, y cómo lo vemos influye directamente en cómo lo vivimos.

Gestión en pareja

En la pareja trabajaremos también con tres pilares, que serán la comunicación, el ocio y la intimidad (que no sexualidad).

Primero de todo debemos entender y aceptar que la pareja va a cambiar ante un diagnóstico de infertilidad o en el caso de dificultades en la búsqueda del embarazo y que, por lo tanto, se paralizan los objetivos que se habían planteado y el modo en que se proyectaban. A veces, un error común es entender la pareja como algo inmóvil. Es todo lo contrario, tiene vida propia, y las necesidades y los márgenes de los individuos y de la pareja en sí van cambiando durante toda la relación.

Los momentos tan intensos como el de afrontar un tratamiento de fertilidad suelen cambiar a las parejas, ya que aprenden a coordinarse de manera diferente y a luchar contra un frente común, adoptando dinámicas y roles que antes no habían sido necesarios. También puede ser que la pareja se descompense sin poder reencontrar un nuevo equilibrio. Lo importante es que ambos miembros sepan, entiendan y procesen sus necesidades para poderlas compartir y tener esos puntos de encuentro y acuerdos de manera mutua. Puede que todo esto salga de una manera fluida y potencie la comunicación, pero a veces es interesante acudir a un especialista para que nos ayude en la usualmente difícil tarea de la comunicación en pareja.

Del mismo modo que a título individual se olvida el autocuidado personal, en el caso de la pareja es el ocio el pilar olvidado, ya que queda fácilmente en un segundo plano. Si este es vuestro caso, tendréis que hacer un esfuerzo y planificar actividades de ocio que os gusten a ambos. Desde citas sorpresa, a escapadas, a un concierto... lo que yo llamo «citas de novios», porque ¿cuándo fue la última vez que tuvisteis una cita?

En general, suelo recomendar que organicéis una cita de novios cada dos semanas, aproximadamente. Es importante que durante esta cita estéis vosotros dos, dejando fuera el proceso de fertilidad, las últimas analíticas o cualquier conversación sobre la próxima cita con el especialista. Esto lo hablaremos en el área de la comunicación, que tiene connotaciones más serias. Aquí toca disfrutar y recordar que sois muchísimo más que una pareja que busca el embarazo, y que seguiréis siendo mucho más con independencia de cómo siga la búsqueda del embarazo.

DECÁLOGO PARA CUIDAR TU SALUD MENTAL DURANTE LA BÚSQUEDA DEL EMBARAZO

Comunícate

Comunícate contigo misma y con tu pareja. Es importante que reconozcas todo aquello que sientes y lo tengas claro, y que se lo comuniques a su vez a tu pareja, para que tu pareja te comente también cómo se siente y en qué punto se encuentra. No se trata de arreglar el mundo de una única sentada, sino de que adoptéis este hábito si es que no tienes o no tenéis la dinámica de abriros con vosotros mismos y hablar entre los dos. Eso os hará más fuertes como pareja en este momento, y también os servirá en futuros escenarios.

Desahógate

No cargues innecesariamente con las emociones negativas y dales su espacio. Es normal que estén ahí, y taparlas solo hará que crezcan. No pasa nada si no estás bien.

Es importante también que no hagas como si no estuvieran allí. No hay que pasar la vida aguantando y siendo de hierro. Es normal que duelan las dificultades en la búsqueda del embarazo, ¡solo faltaría! Utiliza herramientas como «la hora del pánico» para ir descargando tu mochila.

No te expongas a lo que no te conviene

Entiende qué necesitas y qué no. Verás que hay acontecimientos y situaciones que quizás ahora mismo no te convienen. Por ejemplo, no hace falta que vayas a un *babyshower* si no es tu momento; no pasa nada por no ir a ese evento lleno de bebés. Mide tus fuerzas y valora la situación. Si valoras que puedes ir, genial. Si no puedes ir, no pasa nada. Busca otras alternativas para compartir la ocasión con esos familiares o amigos.

Vigila con las comparaciones

Tu vivencia es única. Si te comparas con amigos, familiares y compañeros, puedes entrar en una dinámica complicada, ya sea porque alguien lo ha conseguido de una manera menos dificultosa y no lo puedes entender, o porque alguien comenta todos los exámenes médicos y pruebas que ha necesitado para conseguir el positivo. Tu caso y tu cuerpo son únicos y se deben tratar como tales.

Cuando pasas por dificultades en la búsqueda del embarazo, es genial poder compartir tus vivencias para encontrar apoyo y compartir con personas que te entienden desde lo más profundo. Eso es muy terapéutico. Pero comparar procesos médicos, analíticas y suplementos tal vez no sea favorable para tu camino individual.

Prepara respuestas a comentarios y preguntas

Para intentar lidiar con la presión social, anticípate. Prepárate respuestas con las que te sientas cómoda en posibles situaciones a las que te vayas a enfrentar. Así no te pillarán desprevenida y, aunque duelan, sentirás que te has protegido y que es menos hiriente.

Por ejemplo, ante la típica pregunta de «¿los hijos, para cuándo?», podríamos responder: «Eso quisiera saber yo también», o «Ese es un tema íntimo que voy a tratar con mi pareja».

Mímate y organiza citas de novios

Hay que cuidarse a título individual y de pareja. Tener ese espacio de ocio debe ser una prioridad que os permita cargar pilas para todo lo demás. Cuidarse no es un extra, sino que es un pilar.

¿Qué has hecho tú esta semana para cuidarte? ¿Para cuándo vais a programar vuestra próxima cita de novios?

Asume que puedes vivirlo de otra manera y no pasa nada

La pareja está formada por dos personas, no una, así que las vivencias, las emociones y las necesidades van a ser dos, no una. A veces se nos olvida eso, y tenemos tendencia a tener el mágico pensamiento de que, de alguna manera, nuestra pareja ya nos entenderá, o de que él o ella seguro que lo vive de tal o cual manera. No, para nada.

Debemos asumir que viviremos la búsqueda con emociones y necesidades diferentes y que si no las compartimos, no nos podremos leer la mente. Compartidlas y encontrad el equilibrio entre las necesidades de cada uno de vosotros y no deis nada por sentado.

No dejes que el miedo te paralice

El miedo va a ir contigo, eso es así. Además, la incertidumbre, el no saber qué va a pasar, ni cuándo ni cómo, no ayuda nada y engrandece los miedos paralizantes.

Los miedos van a estar ahí, así que no intentes afrontar la infertilidad sin miedo, ya que es imposible. Lo que hay es que trabajar para que el miedo no te paralice.

> Una pareja no quería transferirse su último embrión porque ambos tenían miedo del resultado. En vez de la transferencia se planteaban nuevos ciclos de reproducción asistida, e incluso valoraban la donación de gametos cuando aún no sabían si ese embrión prosperaría.
>
> Evidentemente, da mucho miedo exponernos al escenario en el que no nos quedan embriones y debemos iniciar un nuevo proceso de reproducción asistida. Sin embargo, en el caso de esta pareja, ese miedo les paralizaba y no les permitía decidir nada, ni moverse en ninguna dirección. Transferir ese embrión daba miedo, sí, pero lo peor de ese miedo es que los había paralizado en su camino a la fertilidad.

No esperes a cuidarte cuando estés en un proceso de fertilidad o ya estés embarazada

Es un error esperar para comer bien, hacer ejercicio, descansar más, tomar vitaminas y un largo etcétera hasta que estás en un proceso de fertilidad o ya embarazada. No tienes dos fertilidades: una natural y otra por someterte a reproducción asistida. Son la misma, así que cuida tu fertilidad natural, y si necesitas recurrir a técnicas de reproducción, la idea es acudir a ellas en tu mejor momento fértil posible.

Por otra parte, no tiene sentido esperar al positivo para cambiar tu estilo de vida, tener menos estrés y cumplir todo aquello que proyectas. Hazlo ya, porque el embarazo se cuida desde antes de estar embarazada.

Confía y busca ayuda si la necesitas

La búsqueda del embarazo, especialmente cuando este no llega, necesita altas dosis de confianza, esperanza y amor. Habrá momentos difíciles, eso es así, pero tú intenta mantener siempre la confianza para que te ayude a tirar adelante.

Espero que, gracias a este libro, veas que hay diferentes áreas que potencian la fertilidad. Si crees que necesitas ayuda en algunas de ellas, quiero que sepas que hay profesionales preparados para ayudarte: psicólogos, entrenadores, nutricionistas, biólogos, médicos, inmunólogos, andrólogos, ginecólogos, embriólogos, genetistas, etcétera. La lista es larga y no hay nada malo en pedir ayuda, consejo y acompañamiento, sino todo lo contrario. Hazte fácil el camino.

RECUERDA QUE...

- La clave al inicio de la búsqueda del embarazo es no poner todas las expectativas en un único mes y verlo como un proyecto más largo. Es una carrera de fondo, no un *sprint*.
- Los pactos en la pareja son importantes para mantener un mismo rumbo, objetivo y velocidad. De lo contrario, con el tiempo aparece lo que se llama «pareja divergente», en la que los objetivos vitales se han distanciado tanto que vamos en direcciones opuestas.
- La búsqueda del embarazo en solitario puede ser igual o más complicada que en pareja. A título individual podemos llegar a ser muy intensas y, a veces, el hecho de estar en pareja y tener que pactar nos puede ayudar a regularnos.
- Las parejas con problemas de fertilidad tienen más probabilidades de presentar disfunciones sexuales.
- Para poder trabajar la sexualidad, los pilares son la intimidad y la complicidad, que se consiguen trabajando la comunicación y también mediante el juego.
- Los procesos de reproducción asistida son sumamente potentes en el plano emocional. Las parejas que realizan tratamientos de reproducción asistida presentan niveles de estrés y ansiedad elevados, así como mayores índices de depresión, siendo estos más acusados en mujeres que en hombres.
- En el ámbito de la fertilidad, el «duelo genético» se da cuando uno o ambos miembros de la pareja recurren a una donación de gameto; donante de semen o de ovocitos o una donación de embriones porque no pueden utilizar su propio material biológico.
- El duelo por la pérdida gestacional es un evento traumático que afecta a la salud mental y física de la mujer o la pareja que lo sufren.
- Buscar el embarazo puede provocar un desgaste físico, un desgaste emocional y un desgaste económico.

- La intensidad del tratamiento de fertilidad suele hacer cambiar a las parejas. También puede ser que la pareja se descompense sin poder reencontrar un nuevo equilibrio.
- Comunícate contigo y con tu pareja.

MI APORTACIÓN FINAL

Espero que, tras leer este libro, no solo conozcas mejor los entresijos de la fertilidad humana y de tu fertilidad, así como la situación que estamos viviendo como sociedad. También me gustaría que te quedaras con aquellas herramientas que te resultan más útiles para cuidarte y mimarte tanto física como emocionalmente.

Además, me gustaría que este libro también sirviera, en general, para deshacer tabúes y mitos sobre la reproducción asistida, ya sea para encarar mejor estas técnicas en carne propia o para que se conozcan más en general. Así nos será más fácil dar espacio y respetar el proceso de fertilidad de cada persona y pareja, y podremos entender las distintas etapas y los retos por los que se pasa.

Para finalizar, me gustaría realizar una reflexión más personal que profesional: sé que es muy difícil encontrar el momento perfecto para ser madre o para emprender un proceso de reproducción asistida. Siempre hay algún pero: ya sea la vivienda, el trabajo, los proyectos, las épocas del año, las finanzas, etcétera.

De hecho, muy pocas veces las cosas van tan rodadas como para que se dé un momento perfecto o ideal. E incluso si lo fuera, tampoco sabemos el resultado. Así que mi recomendación es que mientras sea una búsqueda sana, alegre y con amor, no esperes a tener mejores cartas o a no tener miedos, y anda con paso firme en la dirección que hayas elegido.

NOTAS BIBLIOGRÁFICAS

1. LA CONCEPCIÓN HOY EN DÍA

1. INE, *Tasas de Fecundidad según orden del nacimiento y nacionalidad (española/extranjera) y edad de la madre*, 20 de septiembre de 2023, <https://www.ine.es/jaxiT3/Datos.htm?t=1406>.
2. Miret Gamundi, P., «¿Y ellos qué? La fecundidad masculina en España», *Perspectives Demogràfiques*, vol. 30, 2023, pp. 1-4.
3. Virro, M. R., y A. B. Shewchuk, «Pregnancy Outcome in 242 Conceptions after Artificial Insemination with Donor Sperm and Effects of Maternal Age on the Prognosis for Successful Pregnancy», *American Journal of Obstetrics and Gynecology*, vol. 148, 1984, pp. 518-524.
4. Sauer, M. V., R. J. Paulson y R. A. Lobo, «A Preliminary Report on Oocyte Donation Extending Reproductive Potential to Women Over 40», *New England Journal of Medicine*, vol. 323, 1990, pp. 1157-1160.
5. Dey, S. K., «How We Are Born», Journal of Clinical Investigation, vol. 120, 2010, pp. 952-955.
6. OMS, *La OMS alerta de que una de cada seis personas padece esterilidad*, 4 de abril de 2023, <https://www.who.int/es/news/item/04-04-2023-1-in-6-people-globally-affected-by-infertility>.

2. CONOCE TU FERTILIDAD: TODO LO QUE DEBES SABER SOBRÉ QUÉ, CÓMO Y CUÁNDO

1. O'Connell, H. E., J. M. Hutson, C. R. Anderson y R. J. Plenter, «Anatomical Relationship Between Urethra and Clitoris», *Journal of Urology*, vol. 159, 1998, pp. 1892-1897.

2. Baerwald, A. R., G. P. Adams y R. A. Pierson, «Ovarian Antral Folliculogenesis during the Human Menstrual Cycle: A Review», *Human Reproduction Update*, vol. 18, 2012, pp. 73-91.

3. Derntl, B., C. Windischberger, S. Robinson, *et al.*, «Facial Emotion Recognition and Amygdala Activation are Associated with Menstrual Cycle Phase», *Psychoneuroendocrinology*, vol. 33, 2008, pp. 1031-1040.

4. Protopopescu, X., H. Pan, M. Altemus, *et al.*, «Orbitofrontal Cortex Activity Related to Emotional Processing Changes Across the Menstrual Cycle», *Proceedings of the National Academy of Sciences*, vol. 102, 2005, pp. 16060-16065.

5. Fernández, G., S. Weis, B. Stoffel-Wagner, *et al.*, «Menstrual Cycle-Dependent Neural Plasticity in the Adult Human Brain Is Hormone, Task, and Region Specific», *Journal of Neuroscience*, vol. 23, 2003, pp. 3790-3795.

6. Mihm, M., S. Gangooly y S. Muttukrishna, «The Normal Menstrual Cycle in Women», *Animal Reproduction Science*, vol. 124, 2011, pp. 229-236.

7. Duffy, D. M., C. Ko, M. Jo, M. Brannstrom y T. E. Curry ,Jr., «Ovulation: Parallels with Inflammatory Processes», *Endocrine Reviews*, vol. 40, 2019, pp. 369-416.

8. Mihm, M., S. Gangooly y S. Muttukrishna, «The Normal Menstrual Cycle in Women», *Animal Reproduction Science*, vol. 124, 2011, pp. 229-236.

9. Practice Committee of the American Society for Reproductive Medicine, «Current Clinical Irrelevance of Luteal Phase Deficiency: A Committee Opinion», *Fertility and Sterility*, vol. 103, 2015, pp. e27-e32.

10. Palomba, S., S. Santagni y G. B. la Sala, «Progesterone Administration for Luteal Phase Deficiency in Human Reproduction: An Old or New Issue?», *Journal of Ovarian Research*, vol. 8, 2015, p. 77.

11. Penzias, A., R. Azziz, K. Bendikson, T. Falcone, K. Hansen, M. Hill y S. Young, «Diagnosis and Treatment of Luteal Phase Deficiency: A Committee Opinion», *Fertility and Sterility*, vol. 115, 2021, pp. 416-423.

12. Mason, M. M., K. Schuppe, A. Weber, A. Gurayah, A. Muthigi y R. Ramasamy, «Ejaculation: The Process and Characteristics from Start to Finish», *Current Sexual Health Reports*, vol. 15, 2023, pp. 1-9.

13. Sadler, T. W., *Langman's Medical Embryology*, Lippincott Williams & Wilkins, Filadelfia, 2022.

14. Faddy, M. J., R. G. Gosden, A. Gougeon, S. J. Richardson y J. F. Nelson, «Accelerated Disappearance of Ovarian Follicles in Mid-Life: Implications for Forecasting Menopause», *Human Reproduction*, vol. 7, 1992, pp. 1342-1346.

15. Practice Committee of the American Society for Reproductive Medicine, «Testing and Interpreting Measures of Ovarian Reserve: A Committee Opinion», *Fertility and Sterility*, vol. 103, 2015, pp. e9-e17.

16. Broekmans, F. J., D. de Ziegler, C. M. Howles, A. Gougeon, G. Trew y F. Olivennes, «The Antral Follicle Count: Practical Recommendations for Better Standardization», *Fertility and Sterility*, vol. 94, 2010, pp. 1044-1051.

17. Scheffer, G. J., F. J. Broekmans, M. Dorland, J. D. Habbema, C. W. Looman y E. R. te Velde, «Antral Follicle Counts by Transvaginal Ultrasonography Are Related to Age in Women with Proven Natural Fertility», *Fertility and Sterility*, vol. 72, 1999, pp. 845-851.

18. Broekmans, F. J., M. J. Faddy, G. Scheffer y E. R. te Velde, «Antral Follicle Counts Are Related to Age at Natural Fertility Loss and Age at Menopause», *Menopause*, vol. 11, 2004, pp. 607-614.

19. Christensen, A., G. E. Bentley, R. Cabrera, H. H. Ortega, N. Perfito, T. J. Wu y P. Micevych, «Hormonal regulation of female reproduction», Hormone and metabolic research, vol. 44, n.° 8, 2012, pp. 587-591.

20. Jayaprakasan, K., B. Campbell, J. Hopkisson, J. Clewes, I. Johnson y N. Raine-Fenning, «Establishing the intercycle variability of three-dimensional ultrasonographic predictors of ovarian reserve», Fertility and sterility, vol. 90, n.° 6, 2008, pp. 2126-2132.

21. Creus, M., J. Peñarrubia, F. Fábregues, *et al.*, «Day 3 Serum Inhibin B and FSH and Age as Predictors of Assisted Reproduction Treatment Outcome», *Human Reproduction*, vol. 15, 2000, pp. 2341-2346.

22. Di Clemente, N., C. Racine, A. Pierre y J. Taieb, «Anti-Müllerian Hormone in Female Reproduction, *Endocrine Reviews*, 42, 2021, pp. 753-782.

23. Barad, D. H., «Antimüllerian Hormone-Levels Not Written in Stone», *Fertility and Sterility*, vol. 116, 2021, pp. 83-84.

24. Lambert-Messerlian, G., B. Plante, E. E. Eklund, C. Raker y R. G. Moore, «Levels of Antimüllerian Hormone in Serum During the Normal Menstrual Cycle», *Fertility and Sterility*, vol. 105, 2016, pp. 208-213.

25. Broer, S. L., M. J. C. Eijkemans, G. J. Scheffer, *et al.*, «Anti-Müllerian Hormone Predicts Menopause: A Long-Term Follow-Up Study in Normoovulatory Women», *The Journal of Clinical Endocrinology & Metabolism*, vol. 96, 2011, pp. 2532-2539.

26. Hagen, C. P., S. Vestergaard, A. Juul, *et. al.*, «Low Concentration of Circulating Antimüllerian Hormone Is Not Predictive of Reduced Fecundability in Young Healthy Women: A Prospective Cohort Study», *Fertility and Sterility*, vol. 98, 2012, pp. 1602-1608.

27. Broer, S. L., F. J. Broekmans, J. S. Laven y B. C. Fauser, «Anti-Müllerian Hormone: Ovarian Reserve Testing and Its Potential Clinical Implications», Human Reproduction Update, vol. 20, 2014, pp. 688-701.

28. Moghadam, A. R. E., M. T. Moghadam, M. Hemadi y G. Saki, «Oocyte Quality and Aging», *JBRA Assisted Reproduction*, vol. 26, 2022, p. 105.

29. Doyle, J. O., K. S. Richter, , J. Lim, R. J. Stillman, , J. R. Graham y M. J. Tucker, «Successful Elective and Medically Indicated Oocyte Vitrification and Warming for Autologous In Vitro Fertilization, with Predicted Birth Probabilities for Fertility Preservation According to Number of Cryopreserved Oocytes and Age at Retrieval», *Fertility and Sterility*, vol. 105, 2016, pp. 459-466.

30. Omidiji, O. A., O. O. Toyobo, O. Adegbola, A. Fatade y O. A. Olowoyeye, «Hysterosalpingographic Findings in Infertility - What Has Changed over the Years?», *African Health Sciences*, vol. 19, 2019, pp. 1866-1874.

31. Ahmad, G., J. M. Duffy, H. O'Flynn y A. Watson, «Pain relief in hysterosalpingography», *Cochrane Database of Systematic Reviews*, vol. 2, 2007.

32. Morin, S. J., J. Eccles, A. Iturriaga y R. S. Zimmerman, «Translocations, Inversions and Other Chromosome Rearrangements», *Fertility and Sterility*, vol. 107, 2017, pp. 19-26.

33. Levine, H., N. Jørgensen, A. Martino-Andrade, *et al.*, «Temporal Trends in Sperm Count: A Systematic Review and Meta-Regression Analysis of Samples Collected Globally in the 20th and 21st Centuries», *Human Reproduction Update*, vol. 29, 2023, pp. 157-176.

34. Wang, C., M. Mbizvo, M. P. Festin, L. Björndahl e I. Toskin, «Evolution of the WHO "Semen" Processing Manual from the First (1980) to the Sixth Edition (2021)», *Fertility and Sterility*, vol. 117, 2022, pp. 237-245.

35. Mann, U., B. Shiff y P. Patel, «Reasons for Worldwide Decline in Male Fertility», *Current Opinion in Urology*, vol. 30, 2020, pp. 296-301.

36. Mahé, C., A. M. Zlotkowska, K. Reynaud, *et al.*, «Sperm Migration, Selection, Survival, and Fertilizing Ability in the Mammalian Oviduct», *Biology of Reproduction*, vol. 105, 2021, pp. 317-331.

37. Ahlgren, M., «Sperm Transport to and Survival in the Human Fallopian Tube», *Gynecologic and Obstetric Investigation*, vol. 6, 1975, pp. 206-214.

38. Misell, L. M., D. Holochwost, D. Boban, *et al.*, «A Stable Isotope-Mass Spectrometric Method for Measuring Human Spermatogenesis Kinetics in Vivo», *The Journal of Urology*, vol. 175, 2006, pp. 242-246.

39. Yang, P., J. Wang, A. B. Hong, *et al.*, «Exposure Profiles and Predictors of a Cocktail of Environmental Chemicals in Chinese Men of Reproductive Age», *Chemosphere*, vol. 299, 2022, p. 134.337.

40. Almeida, S., L. Rato, M. Sousa, M. G. Alves y P. F. Oliveira, «Fertility and sperm quality in the aging male», Current pharmaceutical design, vol. 23, n.° 30, 2017, pp. 4429-4437.

41. Chereshnev, V. A., S. V. Pichugova, Y. B. Beikin, M. V. Chereshneva, A. I. Iukhta, Y. I. Stroev y L. P. Churilov, «Pathogenesis of autoimmune

male infertility: Juxtacrine, paracrine, and endocrine dysregulation», Pathophysiology, vol. 28, n.° 4, 2021, pp. 471-488.

42. De Toni, L., F. Finocchi, K. Jawich y A. Ferlin, «Global Warming and Testis Function: A Challenging Crosstalk in an Equally Challenging Environmental Scenario», *Frontiers in Cell and Developmental Biology*, vol. 10, 2023, 1104326.

43. Zhang, X., Z. Fan, Q. Wang, *et al.*, «Association Between Ambient Temperature and Semen Quality Among Sperm Donation Volunteers in South China», *Environment International*, vol. 173, 2023, 107809.

44. Xiao, L., Q. Wang, H. Ni, *et al.*, «Effect of Ambient Temperature Variability on Sperm Quality: A Retrospective Population-Based Cohort Study», *Science of the Total Environment*, vol. 851, 2022, 158245.

45. Mínguez-Alarcón, L., A. J. Gaskins, Y. H. Chiu, *et al.*, «Type of Underwear Worn and Markers of Testicular Function Among Men Attending a Fertility Center», *Human Reproduction*, vol. 33, n.° 9, 2018, pp. 1749-1756.

46. Munkelwitz, R., y B. R. Gilbert, «Are Boxer Shorts Really Better? A Critical Analysis of the Role of Underwear Type in Male Subfertility», *The Journal of Urology*, vol. 160, 1998, pp. 1329-1333.

47. Kompanje, E. J. O., «Real Men Wear Kilts. The Anecdotal Evidence that Wearing a Scottish Kilt Has Influence on Reproductive Potential: How Much Is True?», *Scottish Medical Journal*, vol. 58, 2013, pp. e1-e5.

48. Gill, K., J. Jakubik, M. Kups, *et al.*, «The Impact of Sedentary Work on Sperm Nuclear DNA Integrity», *Folia Histochemica et Cytobiologica*, vol. 57, 2019, pp. 15-22.

49. Figà-Talamanca, I., C. Cini, G. C. Varricchio, *et al.*, «Effects of Prolonged Autovehicle Driving on Male Reproductive Function: A Study Among Taxi Drivers», *American Journal of Industrial Medicine*, vol. 30, 1996, pp. 750-758.

50. Zhu, S., Y. Zhu, F. Zhang, , J. Wu, C. Lei y F. Jiang, «Comprehensive Chromosome FISH Assessment of Sperm Aneuploidy in Normozoospermic Males», *Journal of Assisted Reproduction and Genetics*, vol. 39, 2022, pp. 1887-1900.

51. Vegetti, W., E. van Assche, A. Frias, *et al.*, «Correlation Between Semen Parameters and Sperm Aneuploidy Rates Investigated by Fluorescence In-Situ Hybridization in Infertile Men», *Human Reproduction*, vol. 15, 2000, pp. 351-365.

52. Simon, L., B. Emery y D. T. Carrell, «Sperm DNA Fragmentation: Consequences for Reproduction», *Advances in Experimental Medicine and Biology*, vol. 1.166, 2019, pp. 87-105.

53. Bertolla, R. P., «Sperm Biology and Male Reproductive Health», *Scientific Reports*, vol. 10, 2020, p. 21879.

54. Sigman, M., «Significance of sperm DNA fragmentation and paternal age», Fertility and Sterility, vol. 114, n.° 2, 2020, p. 262.

55. Pino, V., A. Sanz, N. Valdés, J. Crosby y A. Mackenna, «The effects of aging on semen parameters and sperm DNA fragmentation», JBRA assisted reproduction, vol. 24, n.° 1, 2020, p. 82.

56. Agarwal, A., A. Majzoub, S. Baskaran, M. K. P. Selvam, C. L. Cho, R. Henkel, *et al.*, «Sperm DNA fragmentation: a new guideline for clinicians», The world journal of men's health, vol. 38. n.° 4, 2020, p. 412.

57. Larson, K. L., C. J. DeJonge, A. M. Barnes, L. K. Jost y D. P. Evenson, «Sperm chromatin structure assay parameters as predictors of failed pregnancy following assisted reproductive techniques», Human reproduction, vol. 15, n.° 8, 2000, pp. 1717-1722.

58. Robinson, L., I. D. Gallos, S. J. Conner, M. Rajkhowa, D. Miller, S. Lewis, *et al.*, «The effect of sperm DNA fragmentation on miscarriage rates: a systematic review and meta-analysis», Human reproduction, vol. 27, n.° 10, 2012, pp. 2908-2917.

59. Aitken, R. J., «DNA damage in human spermatozoa; important contributor to mutagenesis in the offspring», Translational andrology and urology, vol. 6 (supl. 4), 2017, p. S761.

60. Şalvarci, A., y O. Istanbulluoğlu, «Secondary Infertility Due to Use of Low-Dose Finasteride», *International Urology and Nephrology*, vol. 45, 2013, pp. 83-85.

61. Tu, H. Y. V., y A. Zini, «Finasteride-induced secondary infertility associated with sperm DNA damage», *Fertility and Sterility*, vol. 95, 2011, pp. e13-14.

62. Okada, F. K., R. R. Andretta y D. M. Spaine, «One day is better than four days of ejaculatory abstinence for sperm function», Reproduction & Fertility, vol. 1, n.º 1, 2020, p. 1.

63. Mascherek, A., M. C. Reidick, , J. Gallinat y S. Kühn, «Is Ejaculation Frequency in Men Related to General and Mental Health? Looking Back and Looking Forward», Frontiers in Psychology, vol. 12, 2021, p. 693121.

64. Aboul-Enein, B. H., J. Bernstein y M. W. Ross, «Evidence for masturbation and prostate cancer risk: do we have a verdict?», Sexual medicine reviews, vol. 4, n.º 3, 2016, pp. 229-234.

3. CÓMO FOMENTAR LA FERTILIDAD NATURAL

1. Grieger, J. A., «Preconception Diet, Fertility, and Later Health in Pregnancy», *Current Opinion in Obstetrics and Gynecology*, vol. 32, 2020, pp. 227-232.

2. Silvestris, E., D. Lovero y R. Palmirotta, «Nutrition and Female Fertility: An Interdependent Correlation», *Frontiers in Endocrinology*, vol. 10, 2019, p. 346.

3. Toledo, E., C. López-del Burgo, A. Ruiz-Zambrana, *et al.*, «Dietary Patterns and Difficulty Conceiving: A Nested Case-Control Study», *Fertility and Sterility*, vol. 96, 2011, pp. 1149-1153.

4. Dias, T. R., M. G. Alves, R. L. Bernardino, *et al.*, «Dose-Dependent Effects of Caffeine in Human Sertoli Cells Metabolism and Oxidative Profile: Relevance for Male Fertility», *Toxicology*, vol. 328, 2015, pp. 12-20.

5. Wesselink, A. K., L. A. Wise, K. J. Rothman, *et al.*, «Caffeine and Caffeinated Beverage Consumption and Fecundability in a Preconception Cohort», *Reproductive Toxicology*, vol. 62, 2016, pp. 39-45.

6. Hatch, E. E., L. A. Wise, E. M. Mikkelsen, *et al.*, «Caffeinated Beverage and Soda Consumption and Time to Pregnancy», *Epidemiology*, vol. 23, 2012, p. 393.

7. Taylor, H. S., A. M. Kotlyar y V. A. Flores, «Endometriosis is a chronic systemic disease: clinical challenges and novel innovations», The Lancet, vol. 397, n.º 10276, 2021, pp. 839-852.

8. Moradi, Y., M. Shams-Beyranvand, S. Khateri, S. Gharahjeh, S. Tehrani, F. Varse, *et al.*, «A systematic review on the prevalence of endometriosis in women», Indian Journal of Medical Research, vol. 154, n.º 3, 2021, pp. 446-454.

9. Boutari, C., P. D. Pappas, G. Mintziori, *et al.*, «The Effect of Underweight on Female and Male Reproduction», *Metabolism*, vol. 107, 2020, 154229.

10. Li, Y., D. Yang y Q. Zhang, «Impact of Overweight and Underweight on IVF Treatment in Chinese Women», *Gynecological Endocrinology*, vol. 26, 2010, pp. 416-422.

11. Fedorcsák, P., P. O. Dale, R. Storeng, *et al.*, «Impact of Overweight and Underweight on Assisted Reproduction Treatment», *Human Reproduction*, vol. 19, 2004, pp. 2523-2528.

12. Bohbot, J. M., y R. Étienne, *Microbiota femenina: la revolución de la ginecología natural*, Sirio, Málaga, 2019.

13. Passos, L. G., P. Terraciano, N. Wolf, F. D. S. de Oliveira, I. de Almeida y E. P. Passos, «The Correlation Between Chlamydia Trachomatis and Female Infertility: A Systematic Review», *Revista Brasileira de Ginecologia e Obstetrícia/RBGO Gynecology and Obstetrics,* vol. 44, 2022, pp. 614-620.

14. Hua, X., L. Xu, Q. Li, *et al.*, «Deep Grouping Analysis of the Altered Cervical Canal Microbiota in Intrauterine Adhesion Patients», *Reproductive Sciences*, vol. 29, 2022, pp. 3494-3507.

15. Torres, P. J., M. Siakowska, B. Banaszewska, *et al.*, «Gut Microbial Diversity in Women with Polycystic Ovary Syndrome Correlates with Hyperandrogenism», *The Journal of Clinical Endocrinology & Metabolism*, vol. 103, 2018, pp. 1502-1511.

16. Baker, J. M., L. Al-Nakkash y M. M. Herbst-Kralovetz, «Estrogen-Gut Microbiome Axis: Physiological and Clinical Implications», *Maturitas*, vol. 103, 2017, pp. 45-53.

17. Uzuner, C., J. Mak, F. El-Assaad y G. Condous, «The Bidirectional Relationship Between Endometriosis and Microbiome», *Frontiers in Endocrinology*, vol. 14, 2023, p. 548.

18. Zhang, F., J. Dai y T. Chen, «Role of Lactobacillus in Female Infertility Via Modulating Sperm Agglutination and Immobilization», *Frontiers in Cellular and Infection Microbiology*, vol. 10, 2021, 620529.

19. Moreno, I., F. M. Codoñer, F. Vilella, *et al.*, «Evidence that the Endometrial Microbiota Has an Effect on Implantation Success or Failure», *American Journal of Obstetrics and Gynecology*, vol. 215, 2016, pp. 684-703.

20. Selman, H., M. Mariani, N. Barnocchi, *et al.*, «Examination of Bacterial Contamination at the Time of Embryo Transfer, and its Impact on the IVF/Pregnancy Outcome», *Journal of Assisted Reproduction and Genetics*, vol. 24, 2007, pp. 395-399.

21. Moreno, I., y C. Simon, «Relevance of Assessing the Uterine Microbiota in Infertility», *Fertility and Sterility*, vol. 110, 2018, pp. 337-343.

22. Amarasekara, R., R. W. Jayasekara, , H. Senanayake y V. H. Dissanayake, «Microbiome of the Placenta in Pre-Eclampsia Supports the Role of Bacteria in the Multifactorial Cause of Pre-Eclampsia», *Journal of Obstetrics and Gynaecology Research*, vol. 41, 2015, pp. 662-669.

23. Baud, D., C. Pattaroni, N. Vulliemoz, V. Castella, B. J. Marsland y M. Stojanov, «Sperm Microbiota and Its Impact on Semen Parameters», *Frontiers in Microbiology*, vol. 10, 2019, p. 234.

24. Volz, Y., B. Ebner, P. Pfitzinger, *et al.*, «Asymptomatic Bacteriospermia and Infertility–What Is the Connection?», *Infection*, vol. 50, 2022, pp. 1499-1505.

25. Farahani, L., T. Tharakan, T. Yap, J. W. Ramsay, C. N. Jayasena y S. Minhas, «The Semen Microbiome and Its Impact on Sperm Function and Male Fertility: A Systematic Review and Meta-Analysis», *Andrology*, vol. 9, 2021, pp. 115-144.

26. Tyssen, D., A. C. Hearps, K. Guntur, *et al.*, «The Impact of Over-The-Counter Lactic Acid Containing Vaginal Gels on the Integrity and Inflammatory State of the Vaginal Epithelium in vitro», *Frontiers in Reproductive Health*, vol. 4, 2022, p. 35.

27. Mackenzie, S. C., y S. A. Gellatly, «Vaginal Lubricants in the Couple Trying-To-Conceive: Assessing Healthcare Professional Recommendations and Effect on In Vitro Sperm Function», *PLoS One*, vol. 14, 2019, p. e0209950.

28. Hamlin, A. A., J. Sheeder y T. M. Muffly, «Brief versus Thong Hygiene in Obstetrics and Gynecology (B-THONG): A survey study», Journal of Obstetrics and Gynaecology Research, vol. 45, n.° 6, 2019, pp. 1190-1196.

29. Mehta, S. D., D. Zhao, S. J. Green, *et al.*, «The Microbiome Composition of a Man's Penis Predicts Incident Bacterial Vaginosis in his Female Sex Partner with High Accuracy», *Frontiers in Cellular and Infection Microbiology*, vol. 10, 2020, p. 433.

30. Nwhator, S. O., O. I. Opeodu, P. O. Ayanbadejo, *et al.*, «Could Periodontitis Affect Time to Conception?», *Annals of Medical and Health Sciences Research*, vol. 4, 2014, pp. 817-822.

31. Kellesarian, S. V., M. Yunker, H. Malmstrom, K. Almas, G. E. Romanos y F. Javed, «Male Infertility and Dental Health Status: A Systematic Review», *American Journal of Men's Health*, vol. 12, 2018, pp. 1976-1984.

32. Gross, R. E., *Vagina obscura: An anatomical voyage*, WW Norton & Company, 2022.

33. Najmabadi, S., K. C. Schliep, S. E. Simonsen, C. A. Porucznik, M. J. Egger y J. B. Stanford, «Characteristics of Menstrual Cycles with or without Intercourse in Women with No Known Subfertility», *Human Reproduction Open*, vol. 2022, n.° 4, 2022, hoac039.

34. Hakimi, O., y L. C. Cameron, «Effect of Exercise on Ovulation: A Systematic Review», *Sports Medicine*, vol. 47, 2017, pp. 1555-1567.

35. Cecchino, G. N., E. Seli, E. L. A. da Motta y J. A. García-Velasco, «The Role of Mitochondrial Activity in Female Fertility and Assisted Reproductive Technologies: Overview and Current Insights», *Reproductive Biomedicine Online*, vol. 36, 2018, pp. 686-697.

36. Boguenet, M., P. E. Bouet, A. Spiers, P. Reynier y P. May-Panloup, «Mitochondria: Their Role in Spermatozoa and in Male Infertility», *Human Reproduction Update*, vol. 27, 2021, pp. 697-719.

37. Yan, Z., V. A. Lira y N. P. Greene, «Exercise Training-Induced Regulation of Mitochondrial Quality», *Exercise and Sport Sciences Reviews*, vol. 40, 2012, pp. 159-164.

38. Vaghela, N., D. Mishra, M. Sheth y V. B. Dani, «To Compare the Effects of Aerobic Exercise and Yoga on Premenstrual Syndrome», *Journal of Education and Health Promotion*, vol. 8, 2019, p. 199.

39. Stranges, S., W. Tigbe, F. X. Gómez-Olivé, M. Thorogood y N. B. Kandala, «Sleep Problems: An Emerging Global Epidemic? Findings from the INDEPTH WHO-SAGE Study Among More than 40,000 Older Adults from 8 Countries Across Africa and Asia», *Sleep*, vol. 35, 2012, pp. 1173-1181.

40. Ohayon, M. M., y T. Sagales, «Prevalence of Insomnia and Sleep Characteristics in the General Population of Spain», *Sleep Medicine*, vol. 11, 2010, pp. 1010-1018.

41. Lateef, O. M., y M. O. Akintubosun, «Sleep and Reproductive Health», Journal of Circadian Rhythms, vol. 18, 2020, p. 1.

42. Touzet, S., M. Rabilloud, H. Boehringer, E. Barranco y R. Ecochard, «Relationship Between Sleep and Secretion of Gonadotropin and Ovarian Hormones in Women with Normal Cycles», *Fertility and Sterility*, vol. 77, 2002, pp. 738-744.

43. Martenies, S. E., y M. J. Perry, «Environmental and Occupational Pesticide Exposure and Human Sperm Parameters: A Systematic Review», *Toxicology*, vol. 307, 2013, pp. 66-73.

44. Wan, M. L. Y., V. A. Co y H. El-Nezami, «Endocrine Disrupting Chemicals and Breast Cancer: A Systematic Review of Epidemiological Studies», *Critical Reviews in Food Science and Nutrition*, vol. 62, 2022, pp. 6549-6576.

45. Cohn, B. A., M. La Merrill, N. Y. Krigbaum, *et al.*, «DDT Exposure in Utero and Breast Cancer», *The Journal of Clinical Endocrinology & Metabolism*, vol. 100, 2015, pp. 2865-2872.

46. Björvang, R. D., J. Hassan, M. Stefopoulou, *et al.*, «Persistent Organic Pollutants and the Size of Ovarian Reserve in Reproductive-Aged Women», *Environment International*, vol. 155, 2021, p. 106589.

47. Caserta, D., G. Bordi, F. Ciardo, *et al.*, «The Influence of Endocrine Disruptors in a Selected Population of Infertile Women», *Gynecological Endocrinology*, vol. 29, 2013, pp. 444-447.

48. Pivonello, C., G. Muscogiuri, A. Nardone, *et al.*, «Bisphenol A: An Emerging Threat to Female Fertility», *Reproductive Biology and Endocrinology*, vol. 18, 2020, pp. 1-33.

49. Cariati, F., L. Carbone, A. Conforti, *et al.*, «Bisphenol A-Induced Epigenetic Changes and Its Effects on the Male Reproductive System», *Frontiers in Endocrinology*, vol. 11, 2020), p. 453.

50. Smarr, M. M., K. Kannan, L. Sun, *et al.*, «Preconception Seminal Plasma Concentrations of Endocrine Disrupting Chemicals in Relation to Semen Quality Parameters Among Male Partners Planning for Pregnancy», *Environmental Research*, vol. 167, 2018, pp. 78-86.

51. Messerlian, C., I. Souter, A. J. Gaskins, *et al.*, «Urinary Phthalate Metabolites and Ovarian Reserve Among Women Seeking Infertility Care», *Human Reproduction*, vol. 31, 2016, pp. 75-83.

52. Chiang, C., S. Mahalingam y J. A. Flaws, «Environmental Contaminants Affecting Fertility and Somatic Health», *Seminars in Reproductive Medicine*, vol. 35, 2017, pp. 241-249.

53. Gomez-Roig, M. D., R. Pascal, M. J. Cahuana *et al.*, «Environmental Exposure During Pregnancy: Influence on Prenatal Development and Early Life: A Comprehensive Review», *Fetal Diagnosis and Therapy*, vol. 48, 2021, pp. 245-257.

54. Heindel, J. J., y B. Blumberg, «Environmental obesogens: mechanisms and controversies», Annual review of pharmacology and toxicology, vol. 59, 2019, pp. 89-106.

55. Heindel, J. J., B. Blumberg, M. Cave, R. Machtinger, A. Mantovani, M. A. Mendez, *et al.*, «Metabolism disrupting chemicals and metabolic disorders», Reproductive toxicology, vol. 68, 2017, pp. 3-33.

4. LA REPRODUCCIÓN ASISTIDA

1. Ejzenberg, D., T. J. Gomes, P. A. Monteleone, P. C. Serafini , J. M. Soares-Jr. y E. C. Baracat, «Prognostic Factors for Pregnancy After Intrauterine Insemination», *International Journal of Gynecology & Obstetrics*, vol. 147, 2019, pp. 65-72.

2. Merviel, P., M. H. Heraud, N. Grenier, E. Lourdel, P. Sanguinet y H. Copin, «Predictive Factors for Pregnancy After Intrauterine Insemination (IUI): An Analysis of 1038 Cycles and a Review of the Literature», *Fertility and Sterility*, vol. 93, 2010, pp. 79-88.

3. Isikoglu, M., A. Avci, A. K. Ceviren, B. Aydınuraz y B. Ata, «Conventional IVF Revisited: Is ICSI Better for Non-Male Factor Infertility? Ran-

domized Controlled Double Blind Study», *Journal of Gynecology Obstetrics and Human Reproduction*, vol. 50, 2021, p. 101.990.

4. De Munck, N., I. El Khatib, A. Abdala, *et al.*, «Intracytoplasmic Sperm Injection Is Not Superior to Conventional IVF in Couples with Non-Male Factor Infertility and Preimplantation Genetic Testing for Aneuploidies (PGT-A)», *Human Reproduction*, vol. 35, 2020, pp. 317-327.
5. Rodríguez-Purata, J., M. Alonso-de Mendieta, M. J. Gómez-Cuesta y E. Cervantes-Bravo, «Live Birth Rate Following Bed Rest Versus Early Mobilization After Embryo Transfer: A Systematic Review and Meta-Analysis», *JBRA Assisted Reproduction*, vol. 26, 2022, p. 547.
6. Craciunas, L., y N. Tsampras, «Bed Rest Following Embryo Transfer Might Negatively Affect the Outcome of IVF/ICSI: A Systematic Review and Meta-Analysis», *Human Fertility*, vol. 19, 2016, pp. 16-22.
7. Niederberger, C., A. Pellicer, J. Cohen, *et al.*, «Forty Years of IVF», *Fertility and Sterility*, vol. 110, 2018, pp. 185-324.
8. Diakiw, S. M., J. M. M. Hall, M. D. VerMilyea, *et al.*, «Development of an Artificial Intelligence Model for Predicting the Likelihood of Human Embryo Euploidy Based on Blastocyst Images from Multiple Imaging Systems During IVF», *Human Reproduction*, vol. 37, 2022, pp. 1746-1759.
9. Beall, S. A., y A. DeCherney, «History and Challenges Surrounding Ovarian Stimulation in the Treatment of Infertility», Fertility and Sterility, vol. 97, 2012, pp. 795-801.
10. Iniesta, J. F., «¿Hay diferencias entre las gonadotropinas disponibles para la estimulación ovárica en técnicas de reproducción asistida?», *Progresos de Obstetricia y Ginecología*, vol. 51, 2008, pp. 281-300.
11. Boada, M., M. Atance, L. Joda, *et al.*, «Transexualidad y reproducción: situación actual desde el punto de vista clínico y legal», *Revista Internacional de Andrología*, vol. 12, 2014, pp. 24-31.

5. EMOCIONES, AUTOESTIMA Y RELACIÓN DE PAREJA DURANTE LA BÚSQUEDA DEL EMBARAZO

1. Ferraresi, S. R., L. A. S. Lara, M. F. S. de Sá, R. M. Reis y A. C. J. S. Rosa e Silva, «Current Research on How Infertility Affects the Sexuality of

Men and Women», *Recent Patents On Endocrine, Metabolic and Immune Drug Discovery*, vol. 7, 2013, pp. 198-202.

2. Gadarowski, A., «Procreative Sex in Infertile Couples: The Decay of Pleasure? A Letter to the Editor», *Health and Quality of Life Outcomes*, vol. 11, 2013, pp. 1-2.
3. Starc, A., M. Trampuš, D. Pavan Jukić, C. Grgas-Bile, Jukić y A. Polona Mivšek, «Infertility and sexual dysfunctions: a systematic literature review», Acta Clinica Croatica, vol. 58, n.º 3, pp. 508-515.
4. Kanter, G., R. G. Rogers, R. N. Pauls, D. Kammerer-Doak y R. Thakar, «A Strong Pelvic Floor Is Associated with Higher Rates of Sexual Activity in Women with Pelvic Floor Disorders», *International Urogynecology Journal*, vol. 26, 2015) pp. 991-996.
5. Rider, J. R., K. M. Wilson, J. A. Sinnott, R. S. Kelly, L. A. Mucci y E. L. Giovannucci, «Ejaculation Frequency and Risk of Prostate Cancer: Updated Results with an Additional Decade of Follow-Up», *European Urology*, vol. 70, 2016, pp. 974-982.
6. Chiaffarino, F., M. P. Baldini, C. Scarduelli, *et al.*, «Prevalence and Incidence of Depressive and Anxious Symptoms in Couples Undergoing Assisted Reproductive Treatment in an Italian Infertility Department», *European Journal of Obstetrics & Gynecology and Reproductive Biology*, vol. 158, 2011, pp. 235-241.
7. Rajkhowa, M., A. McConnell y G. E. Thomas, «Reasons for Discontinuation of IVF Treatment: A Questionnaire Study», *Human Reproduction*, vol. 21, 2006, pp. 358-363.
8. Matthiesen, S. M. S., Y. Frederiksen, H. J. Ingerslev y R. Zachariae, «Stress, Distress and Outcome of Assisted Reproductive Technology (ART): A Meta-Analysis», *Human Reproduction*, vol. 26, 2011, pp. 2763-2776.
9. Kersting, A., y B. Wagner, «Complicated Grief After Perinatal Loss», Dialogues in Clinical Neuroscience, vol. 14, 2022, pp. 187-194.